DE

L'ACONITINE

ET DE

SES EFFETS PHYSIOLOGIQUES

PAR

Le docteur E. HOTTOT,
Membre de la Société de pharmacie de Paris,
Lauréat des Hôpitaux et de l'École de Pharmacie.

PARIS
A. PARENT, IMPRIMEUR DE LA FACULTÉ DE MÉDECINE
31, RUE MONSIEUR-LE-PRINCE, 31
1863

INTRODUCTION

Les préparations d'aconit sont, comme on le sait, éminemment variables et infidèles, et l'on ne peut douter de l'avantage qu'il y aurait à leur substituer un produit inaltérable, uniforme dans sa composition et constant dans ses effets; l'aconitine réunit ces conditions; mais son action est-elle identique à celle des préparations d'aconit?

C'est dans le but de résoudre cette question et d'étudier un alcaloïde encore peu connu que nous avons entrepris ce travail; nous avons voulu signaler en même temps l'impureté de la plupart des aconitines du commerce et les graves dangers qui peuvent en résulter.

Notre travail se divise en trois parties :

Dans la première, nous avons cherché surtout à combler une lacune, en donnant un procédé qui permette d'obtenir l'aconitine à l'état de pureté.

Dans la deuxième, nous avons étudié l'action physiologique de l'aconitine sur les animaux, son action sur l'homme, et nous avons fait l'examen comparatif de ses propriétés avec celles de l'aconit.

Dans la troisième, nous avons indiqué brièvement dans quelles affections l'aconitine pourrait être employée avec avantage.

DE

L'ACONITINE

ET DE SES EEFETS PHYSIOLOGIQUES

L'aconitine est un alcaloïde découvert par Brandes dans l'*aconitum napellus*, famille des Renonculacées. Tous nos aconits indigènes contiennent de l'aconitine; l'aconit napel est le plus riche en alcaloïde, l'aconit paniculé l'est beaucoup moins, l'aconit anthora paraît être le moins vénéneux de tous. Parmi les aconits exotiques, l'aconit ferox de Wallich, qui croît sur les montagnes de l'Himalaya, est celui qui nous est le plus connu; sa racine, que l'on rencontre quelquefois dans le commerce, est extrêmement vénéneuse, et renferme en moyenne deux fois plus d'aconitine que l'aconit napel. Les aconits qui croissent dans les régions septentrionales sont loin d'avoir l'activité de nos aconits indigènes; plusieurs espèces, d'après Linné, sont usitées en Norwége comme plantes alimentaires.

Les diverses parties de la plante, semences, feuilles, racines, contiennent toutes de l'aconitine; les semences moins que les feuilles, les feuilles beaucoup moins que les racines. J'ai reconnu dans mes essais que la racine est environ cinq fois plus riche que les feuilles en alcaloïde.

La plante qui croît à l'état sauvage dans les montagnes doit être préférée; par la culture l'aconit perd une grande partie de ses propriétés, au point d'être quelquefois à peu près inerte.

L'époque de la récolte a une certaine influence sur la valeur de la plante; les feuilles contiennent plus d'aconitine quelque temps avant la floraison, la racine quelque temps avant le développement de la plante, c'est-à-dire vers la fin de l'hiver.

Par la dessiccation, les feuilles perdent une grande partie de leur activité, quelles que soient d'ailleurs les précautions prises pendant la dessiccation; la racine se conserve beaucoup plus longtemps.

Des considérations qui précèdent, il résulte que les préparations d'aconit devraient avoir pour base non les feuilles, mais la racine, qui est beaucoup plus active et se conserve mieux. La racine d'aconit napel des montagnes devrait seule être employée; ajoutons que l'alcool étant le meilleur dissolvant de l'aconitine, la teinture et l'extrait alcoolique doivent être préférés à l'extrait aqueux, qui, du reste, est plus facilement altérable.

L'analyse de l'aconit a été faite par Buchlotz; il contient : eau, albumine végétale, mucilage, fécule, chlorophylle, huile verte, extractif brun amer, résine, ligneux, des acides acétique, malique, aconitique, potasse, chaux, aconitine.

Il contiendrait en outre, d'après Braconnot, un principe âcre, volatil, éminemment fugace, disparaissant pendant la dessiccation de la plante et s'altérant rapidement par la chaleur. Ce principe n'a jamais été isolé; son existence est contestable; c'est à tort que beaucoup d'auteurs lui ont attribué les effets irritants de l'aconit. Ces effets doivent être uniquement rapportés à l'aconitine qui possède, ainsi que nous le verrons plus loin, une action irritante des plus énergiques, et non à un principe tellement fugace, d'après Braconnot lui-même, qu'il ne saurait exister dans la plupart de nos préparations.

L'aconitine, isolée par Brandes en 1819, a été mieux étudiée par Geiger et Hesse, Berthemot, Stahlschmidt et M. Morson, de Londres.

L'examen de divers modes de préparation publiés nous ayant démontré qu'ils étaient tous plus ou moins défectueux, nous leur avons fait subir diverses modifications qui permettent d'obtenir l'aconitine à l'état de pureté.

Voici comment on doit opérer :

Faites macérer pendant huit jours la racine d'aconit en poudre dans q. s. d'alcool à 85°; déplacez les liqueurs et distillez au bain-marie; ajoutez q. s. de chaux éteinte; agitez de temps en temps; filtrez, précipitez par un très-léger excès d'acide sulfurique, et évaporez en consistance sirupeuse; ajoutez à la liqueur deux ou trois fois son poids d'eau, laissez reposer et enlevez l'huile verte qui surnage et se solidific à 20°. Passez à travers un filtre mouillé pour séparer les dernières portions d'huile; traitez par l'ammoniaque et portez à l'ébullition; l'aconitine se précipite en une masse compacte qui contient beaucoup de résine et se sépare facilement de la liqueur; on lave le précipité et on traite par l'éther pur (l'éther ne doit contenir ni eau, ni alcool). On laisse évaporer spontanément la solution éthérée; le résidu est de l'aconitine impure. Dissolvez dans l'acide sulfurique dilué, et précipitez à chaud par l'ammoniaque; l'aconitine se sépare sous forme d'un coagulum analogue à celui de la codéine; recueillez-la sur un filtre, desséchez et dissolvez dans l'éther; évaporez à siccité et traitez par une très-petite quantité d'acide sulfurique dilué; le sulfate d'aconitine est précipité goutte à goutte par l'ammoniaque dilué. On sépare la première partie du précipité qui est colorée, et on continue de précipiter jusqu'à ce que la liqueur ait une légère odeur d'ammoniaque. On lave le précipité jusqu'à disparition complète d'odeur ammoniacale, et on le sèche à une basse température. 10 kilogr. de racine d'aconit napel de bonne provenance donnent en moyenne de 4 à 6 grammes d'alcaloïde.

L'aconitine ainsi obtenue se présente sous forme d'une poudre blanche, extrêmement légère et divisée, d'une saveur amère; elle est à l'état d'hydrate et contient environ 20 pour 100 d'eau; elle fond à 85° et devient anhydre; elle offre alors l'aspect d'une substance résineuse transparente, de couleur ambrée. On peut encore l'obtenir anhydre par évaporation spontanée de sa dissolution dans l'éther ou par sa précipitation par les alcalis, d'une solution aqueuse bouillante. Dans ce dernier cas elle forme, en se précipitant, un coagulum compact qui facilite sa séparation.

L'aconitine n'a pas encore été cristallisée. M. Morson a obtenu par évaporation très-lente d'une solution saturée d'aconitine dans l'alcool ou l'éther des cristaux volumineux bien définis, d'aspect cireux, qu'il considérait comme de l'aconitine cristallisée; mais l'examen que nous avons fait de ces cristaux nous a démontré qu'ils n'étaient pas de l'aconitine. En effet, en comparant leur action à celle de l'aconitine pure, nous avons vu que ces cristaux, à la dose de 5 milligrammes, empoisonnaient une grenouille en trente minutes, tandis que l'aconitine, à la dose de 2 milligrammes, produit le même effet, en trois minutes seulement. Les symptômes sont du reste les mêmes dans les deux cas. Ce nouveau corps est-il un produit de transformation? ou coexiste-t-il dans la plante avec l'aconitine? Nous ne saurions nous prononcer à cet égard. Doit-il le peu d'activité qu'il possède à la présence d'une petite quantité d'aconitine? ou a-t-il une action propre? M. Morson a bien voulu, sur notre demande, faire subir à son produit trois cristallisations successives; nous avons trouvé une même activité à ce dernier produit; ce fait semblerait prouver que le corps cristallisé a une action propre, mais on peut objecter qu'il retient encore quelques traces d'aconitine qui seule agirait. Cette hypothèse est d'autant plus admissible, qu'il suffit d'une quantité infiniment petite d'aconitine pour produire l'empoisonnement. Quoi qu'il en soit, on peut affirmer que ce nouveau corps, auquel M. Morson propose dès à présent de donner le nom de *napelline*, n'est pas de l'aconitine. L'aconitine n'est pas volatile; chauffée au-dessus de 120°, elle se décompose en dégageant de l'ammoniaque, et se dissipe rapidement sans laisser de résidu; elle est à peine soluble dans l'eau froide, plus soluble dans l'eau bouillante, très-soluble dans l'alcool, l'éther, la benzine, le chloroforme: l'aconitine est un alcaloïde azoté; sa composition, d'après M. Stahlschmidt, est $C^{60} H^{47} O^{14} AZ$; elle bleuit le papier de tournesol, sature les acides et forme des sels, qui, d'après M. Stahlschmidt et mes observations propres, ne sont pas cristallisables. La potasse, la soude, l'ammoniaque, les carbonates alcalins, la précipitent de ses sels; l'acide nitrique fumant la dissout sans coloration; l'acide sulfurique à chaud la colore d'abord en jaune, puis en rouge violacé; la potasse, même à chaud, ne la colore pas; elle donne avec le tannin un précipité blanc abondant, beaucoup moins vénéneux que l'aconitine; avec l'eau iodée et l'iodure de potassium ioduré (réactif de M. le professeur Bouchardat), elle donne un précipité couleur kermès. L'iodure de potassium ioduré, recommandé par M. le professeur Bouchardat dans l'empoisonnement par les alcaloïdes, est le meilleur contre-poison de l'aconitine; le tannin peut être également employé avec avantage, toutefois il est inférieur au précédent, le tannate d'aconitine étant facilement soluble dans les acides faibles et les solutions alcalines ; elle forme, avec l'iodure double de mercure et de potassium (réactif de M. de Vry), un précipité blanc jaunâtre caillebotté; avec le chlorure d'or, elle donne un précipité jaune, qui, chauffé, prend l'aspect de gouttes d'huile, et se solidifie comme de la résine; ce précipité, redissous dans l'alcool, donne des cristaux jaunâtres; le chlorure de platine ne la précipite pas.

ACTION PHYSIOLOGIQUE DE L'ACONITINE SUR LES ANIMAUX.

Cette partie de notre travail a été publiée récemment dans le *Journal de la physiologie de l'homme et des animaux*. Elle a été faite avec la coopération de M. le professeur Liégeois; qu'il reçoive ici tous mes remercîments pour son excellent concours. Nos expériences ont été faites surtout sur la grenouille, animal chez lequel l'anéantissement d'une grande fonction éteint moins promptement la vie que chez les animaux supérieurs; chez lequel on peut varier de mille façons les expériences, sans produire sur l'organisme des troubles généralisés qui en compromettent les résultats; chez lequel enfin l'excitabilité musculaire et nerveuse, persistant après la mort un temps assez long, devient pour le physiologiste un sujet d'étude des plus intéressants. Nous ne pensons pas, du reste, qu'un poison agisse différemment sur une grenouille, un chien, un cochon d'Inde; chez les uns et les autres, les effets spéciaux du poison se traduiront toujours de la même manière, et si, chez certains animaux, on rencontre des particularités que l'on ne trouve pas chez d'autres, nous croyons qu'on peut toujours trouver la raison de ces particularités dans les conditions spéciales d'organisation où se trouvent ces animaux.

Hâtons-nous de dire que, pour la direction de ces expériences, nous avons été guidés par les travaux si remarquables de MM. Cl. Bernard, Kölliker, Martin-Magron, Vulpian, sur le curare, la nicotine, la strychnine.

Effets locaux. — Appliquée sur la peau, placée dans le tissu cellulaire, l'aconitine n'a produit aucun effet local appréciable à l'autopsie; nous n'avons jamais rencontré sous la peau une vascularisation qui indiquât une excitation produite par le poison.

Le poison introduit dans le tissu cellulaire d'une grenouille n'a jamais déterminé de douleurs vives ou du moins qui aient été traduites par l'animal en expérience. Les cris qu'ont poussés quelques animaux ne sont point pour nous l'expression d'une souffrance que le poison aurait déterminée, car nous avons vu souvent que l'introduction d'un corps inerte dans le tissu cellulaire pouvait les provoquer. Chez le lapin et le cochon d'Inde, on remarque, après l'application du poison dans le tissu cellulaire, quelque fois plus de vivacité; l'animal fuit avec une grande rapidité, court dans tous les sens, fait plusieurs sauts perpendiculaires au sol, mais cet effet n'est que momentané, et peut bien être le résultat du traumatisme et non du poison lui-même.

Appliquée sur les muqueuses, l'aconitine vascularise toujours ces tissus. A son contact, la conjonctive rougit en quelques minutes; la langue, le pharynx, l'estomac, se rubéfient rapidement ; la vessie elle-même, chez la grenouille, ne nous a pas paru soustraite à cette influence irritante du poison. Si le poison est en rapport avec une muqueuse sensible à l'état normal, il détermine toujours des douleurs plus ou moins vives. Un lapin, sur l'œil duquel nous avons placé de l'aconitine en suspension dans l'eau, exécutait des mouvements de tête ou portait de temps en temps ses pattes à son œil comme s'il voulait se débarrasser d'un corps étranger. Des grenouilles, dans le pharynx desquelles nous avions déposé le même poison, grimaçaient d'une façon remarquable, exécutaient des mouvements de tête, clignaient leurs paupières fréquemment, ouvraient largement la gueule, et si l'on examinait le fond de la gorge, on voyait l'œsophage retourné sur lui-même à la façon d'un doigt de gant, surmonté d'une masse considérable de mucus, dont l'animal cherchait à se débarrasser. Chez le même animal nous trouvions l'estomac, qui avait reçu le poison, toujours rempli de ce même mucus transparent et mousseux.

Cette action irritante des préparations d'aconit a été constamment observée dans les cas d'empoisonnement chez l'homme. Dans diverses observations, en effet, on a noté la rougeur de la conjonctive quand des applications locales ont été faites sur cette membrane, une sensation d'âcreté, de brûlure à la gorge, toujours des vomissements, et à l'autopsie, une rougeur plus ou moins vive dans l'estomac, des exsudations sanguines, une hypersécrétion de mucus.

Expérience.— Grenouille de grosseur moyenne; sensibilité vive. — 1 heure 41 minutes. Nous injectons dans l'estomac une faible quantité d'aconitine en suspension dans l'eau, et, à 1 h. 45 m., l'animal ouvre largement la gueule, tourne sa tête en tous sens et l'agite comme s'il voulait se débarrasser de quelque chose; l'œsophage, retourné à la partie supérieure, se présente dans la cavité buccale et est surmonté d'une petite masse de mucus. — 1 h. 48 m. La respiration est abolie. — 1 h. 50 m. La sensibilité est perdue dans tous les membres. — 2 h. 8 m. Quand nous faisons tomber l'animal d'une petite hauteur, tout le corps est pris de mouvements convulsifs qui durent 1 m. et demie.— 2 h. 21 m. L'excitabilité nerveuse persiste. — 2 h. 25 m. La muqueuse de l'estomac, mise à nue, est rouge-violet et couverte de mucosités. — 3 h. 10 m. Le cœur cesse de battre. — 3 h. 16 m. L'excitabilité nerveuse persiste encore.

Influence sur les sécrétions. — Notre attention a été surtout appelée sur les effets de ce poison, sur la sécrétion salivaire. Dans nos expériences sur les lapins et les cochons d'Inde, soit que le poison ait été injecté dans l'estomac, soit qu'il ait été placé dans le tissu cellulaire, nous avons toujours remarqué qu'il s'échappait de la cavité buccale, dès que l'empoisonnement commençait à se faire, une certaine quantité de liquide visqueux très-transparent, alcalin, que nous avons reconnu être de la salive. Il nous serait difficile de dire si le poison a une action directe sur les glandes salivaires, ou si cette sécrétion exagérée est un effet de l'asphyxie, ou mieux de la difficulté de la circulation veineuse de la face déterminée par celle-ci. Avec une petite quantité de salive que nous avons recueillie, nous avons cherché à empoisonner une grenouille, et nous n'y sommes point parvenus. Toutefois nous ne pourrions affirmer par cette seule expérience que les glandes salivaires ne servent pas d'émonctoire à cette substance.

La sécrétion exagérée des larmes, du mucus du pharynx, des liquides de l'estomac et de l'intestin, doit être rapportée à une action réflexe, consécutive à l'action du poison déposé sur ces diverses muqueuses. Quelques observateurs ont signalé une hypersécrétion urinaire, mais dans leurs expériences, ils nous ont paru confondre l'excrétion avec la sécrétion. Nous avons vu, comme eux, les lapins perdre une certaine quantité d'urine, quand ils étaient sous le coup de l'empoisonnement, mais ils n'expulsaient que le liquide contenu dans la vessie, et, à l'autopsie, la vessie était vide et les reins ne présentaient aucune trace d'hyperémie qui indiquât une action quelconque du poison sur ces organes.

DE L'ABSORPTION DE L'ACONITINE.

A. *Absorption par la peau.* — Une expérience que nous avons faite sur la grenouille démontre que ce poison peut être absorbé par la peau directement. Après avoir essuyé avec précaution la peau de l'animal pour la priver de l'enduit muqueux qui la revêt, nous avons déposé, à deux heures cinquante minutes, de l'aconitine en suspension dans l'eau sur le dos ; à trois heures sept minutes l'empoisonnement commença à se manifester.

B. *Absorption par le tissu cellulaire.* — Ici, nous avons vu toujours l'absorption se faire très-rapidement avec une dose de 2 à 5 milligrammes déposée sous la peau ; l'empoisonnement commence au bout de deux à cinq minutes. Une des causes principales qui fait varier la rapidité de l'absorption nous a paru être l'énergie variable de la circulation. Nous pouvons rapporter à cette cause la lenteur de l'absorption que nous avons observée sur une grenouille à laquelle nous avions sectionné le bulbe; une forte dose de poison, déposée dans le tissu cellulaire de celle-ci, n'a agi qu'après neuf minutes. Sur un cochon d'Inde, sous la peau duquel nous avions placé 4 milligrammes d'aconitine, les premiers symptômes de l'empoisonnement se sont manifestés quatre minutes après l'introduction du poison; chez un lapin, avec 2 milligrammes d'aconitine, l'empoisonnement eut lieu au bout de huit minutes.

C. *Absorption par la cornée.* — Sur la cornée d'un lapin, nous avons déposé de l'aconitine en suspension dans l'eau; au bout de dix minutes, l'iris du même côté était contracté; l'iris de l'autre côté n'avait pas changé d'aspect. L'animal n'a pas été empoisonné. Le lendemain, l'animal fut tué; nous prîmes l'humeur aqueuse de l'œil sur lequel le poison avait été déposé pour l'introduire ensuite sous la peau d'une jeune grenouille. Celle-ci succomba au bout d'une heure. Cette expérience, qui nous fut inspirée par celle que M. Gosselin a faite avec le sulfate d'atropine et l'iodure de potassium, démontre une fois de plus que la cornée jouit de propriétés endosmotiques des plus remarquables.

D. *Absorption par l'estomac.* — Les expériences que nous avons faites nous ont démontré que l'absorption de ce poison par l'estomac était extrêmement rapide, comparativement à l'absorption des autres poisons; chez des grenouilles, avec une dose de 1 à 2 milligrammes, l'empoisonnement se fait au bout de quatre à dix minutes; chez les cochons d'Inde et les lapins, la même dose est absorbée de quatre à cinq minutes après l'ingestion.

Nous empruntons à l'excellent travail de MM. Martin-Magron et Buisson : *Action comparée de l'extrait de noix vomique et du curare sur l'économie ani-*

male (*Journal de la physiologie de l'homme et des animaux*, t. II, p. 585), quelques expériences faites avec le curare et la strychnine afin qu'on puisse les comparer à celles faites avec l'aconitine.

Expérience de Fontana. — «Je fis avaler 2 grains de curare, dissous dans l'eau, à un petit lapin ; je le forçai d'avaler une cuillerée d'eau pour lui laver la bouche et faire descendre tout le poison dans l'estomac ; cet animal ne parut souffrir aucunement, ni sur-le-champ, ni dans la suite. Je fis boire à un autre petit lapin, comme ci-dessus, 3 grains de poison, et il n'en souffrit pas plus que le premier; à un autre petit lapin, je fis boire 4 grains de poison, et il n'eut rien non plus; à un lapin, je donnai 6 grains de poison et il n'eut rien ; je fis avaler 8 grains de poison à un petit lapin, au bout de trente minutes, il commença à se soutenir mal sur ses pieds; au bout de quatre minutes de plus, il tomba comme mort, et dans quatre autres minutes, il fut tout à fait mort.»

Expérience de M. Pélikan. — Ce savant distingué a expérimenté sur 5 petits lapins : 2 étaient presque à jeun, 3 étaient en pleine digestion ; les 2 premiers sont morts, l'un trois minutes, l'autre douze minutes après l'ingestion dans l'estomac de 3 décigr. de curare dissous dans 2 grammes d'eau. Des 3 qui étaient en digestion, l'un a manifesté l'influence du poison trente-cinq minutes après son ingestion, et il est mort deux minutes après; l'autre a présenté, après quarante-six minutes, une grande faiblesse des extrémités; il a tremblé pendant deux heures; puis il est revenu à lui; le premier n'a rien offert de particulier.

Expérience de M. Martin-Magron avec le curare. — A 2 h. 50 m. nous introduisons dans l'estamac d'un cochon d'Inde de huit jours, en pleine digestion, la solution de 2 centigrammes de curare; à 2 h. 57 m., petit tremblement; à partir de ce moment jusqu'à 4 h. 15 m., l'animal ne présente rien de particulier; à 4 h. 17 m., il ne soutient plus facilement sa tête; à 4 h. 40 m., mouvements convulsifs; à 5 h., convulsions bien caractérisées; à 5 h. 30 m., mort.

Expérience de M. Martin-Magron avec la strychnine. — A 2 h. 40 m., nous injectons dans l'estomac d'un cochon d'Inde adulte, en pleine digestion, la solution de 2 décigrammes de sulfate de strychnine, 4 décigrammes d'extrait de noix vomique et 2 décigrammes de cyanure de potassium; à 4 h., l'urine commence à bleuir par le sulfate de fer, l'animal va très-bien; à 5 h., l'animal ne présente rien de particulier; à 7 h., même état; l'urine, qui bleuit très-fortement par le sel de fer, est injectée sous la peau d'une grenouille sans produire d'effet; à 10 h., l'animal est très-bien portant. 4 mai : à 10 h. du matin, même état; l'urine bleuit toujours par le fer; à 10 h. du soir, même état, l'urine ne se colore plus par le fer. 5 mai, même état. 6 mai, l'animal est très-vif; on le tue par le chloroforme. L'estomac est presque vide, les matières qu'il contient ne bleuissent pas par les sels de fer; injectées sous la peau d'une grenouille, elles ne déterminent pas de convulsions. Il en est de même du liquide contenu dans l'intestin grêle; le rein ne contient pas de cyanure de potassium.

Si nous cherchons à nous rendre compte de ces différences, nous voyons que l'état de digestion ne peut être invoqué; chez tous les animaux chez lesquels nous avons expérimenté, l'estomac était distendu par des aliments plus ou moins attaqués par le suc gastrique, et dans ces conditions qui, comme on le sait, sont si désavantageuses à l'absorption, l'absorption de l'aconitine est infiniment plus rapide que celle du curare et de la strychnine.

Ainsi, tandis que l'aconitine ingérée tue à la dose de 1 à 2 milligr., le curare et la strychnine ne tuent qu'à la dose de 2 à 4 centigr. et plus.

Nous ne pouvons non plus attribuer l'empoisonnement rapide par l'aconitine à l'activité plus grande du poison sur les parties qu'il va atteindre une fois qu'il a été absorbé, car 1 ou 2 milligr. de curare ou de strychnine, introduits sous la peau, ont toujours, dans nos expériences, empoisonné les animaux aussi promptement, sinon plus promptement que l'aconitine.

Nous croyons que cette rapidité dans l'absorption tient au passage du poison sur la muqueuse de l'intestin grêle, dont le pouvoir absorbant est plus considérable que celui de la muqueuse de l'estomac, et nous basons cette opinion sur les mouvements énergiques qui se passent dans les parois stomacales, quand elles sont touchées par l'aconitine. Nous avons eu la preuve de ce mouvement en ouvrant l'abdomen ; et, d'un autre côté, nous avons pu retrouver de la poudre d'aconitine dans l'intestin peu de temps après son introduction dans l'estomac.

E. *Absorption par le rectum.* — Chez un cochon d'Inde, dans l'anus duquel nous avons injecté un peu d'aconitine suspendue dans de l'eau, l'empoisonnement eut lieu au bout d'un quart d'heure ; chez une grenouille, du poison déposé par l'injection dans le cloaque et la vessie a déterminé la mort au bout de dix-huit minutes.

F. *Absorption par la muqueuse pulmonaire.*

2 heures 39 minutes. On injecte dans le poumon d'une grenouille de l'aconitine en suspension dans l'eau. — 2 h. 40. m. Plus de mouvements respiratoires ; l'animal ne retire plus ses pattes quand on les pince. — 2 h. 43 m. Mouvements convulsifs assez énergiques de tout le corps. — 2 h. 45 m. Au plus léger attouchement, tétanos très-prononcé. — 2 h. 48 m. Le poumon, mis à nu, est complétement affaissé, d'une coloration rosée très-intense ; dans son intérieur, on trouve une grande quantité du poison qui a été injecté.

Chaque fois que nous avons injecté de l'aconitine dans les poumons de la grenouille, l'empoisonnement s'est manifesté dans un temps extrêmement court, en moins d'une minute.

Nous arrivons à l'étude des symptômes de l'empoisonnement, et, dans cette étude, nous suivrons l'ordre dans lequel ils se succèdent :

1° Troubles de la respiration,
2° De la circulation,
3° De la sensibilité,
4° Des mouvements.

RESPIRATION.

Chez les grenouilles, l'affaissement des poumons est le premier symptôme apparent de l'empoisonnement. En effet, d'une à cinq minutes après l'introduction du poison sous la peau, on voit les mouvements de déglutition devenir de moins en moins manifestes en même temps que le ventre diminue.

Quelquefois l'affaissement du ventre est subit, d'autres fois il se fait après nne série d'inspirations régulières ou saccadées. Alors que la respiration a cessé complétement, l'abdomen présente sur les côtés deux dépressions profondes que nous avons presque toujours remarquées; dépressions qui existent aussi quand l'animal a été empoisonné par le curare et la strychnine, mais qui sont loin d'être aussi constantes. Ces dépressions tiennent, comme on le comprend facilement, à l'affaissement complet du poumon; une fois ou deux, dans nos expériences, ces dépressions n'existaient pas, et, à l'ouverture de l'animal, le poumon était encore distendu par une certaine quantité de gaz, tandis qu'habituellement les parois du poumon sont tout à fait en contact.

Pour savoir comment l'aconitine agit sur la fonction respiratoire, il est nécessaire de passer en revue chacune des conditions dans lesquelles la suspension de cette fonction peut s'effectuer sous l'influence d'une substance toxique :

1° Le poison peut porter son action sur les fibres nerveuses motrices périphériques ;

2° Il peut agir sur la fibre musculaire directement et lui fait perdre son excitabilité ;

3° Il peut, en augmentant les propriétés excito-motrices de la moelle, devenir la cause de convulsions tétaniques qui amènent la mort ;

4° Il peut agir sur les cordons nerveux qui vont se rendre aux muscles ;

5° Il peut porter son action sur le centre respiratoire qui tient sous sa dépendance les mouvements des muscles respirateurs.

La première supposition n'est pas applicable à l'aconitine, car, au moment où les mouvements respiratoires sont complétement suspendus, les muscles sur lesquels il est facile d'expérimenter, ceux des pattes antérieures et postérieures, par exemple, se contractent avec énergie sous l'influence d'un courant galvanique appliqué sur les nerfs moteurs.

La deuxième supposition n'est pas plus admissible,

car les muscles de tout le corps de la région sus-hyoïdienne, comme ceux des membres, réagissent parfaitement sous l'influence de l'électricité.

Nous rejetons aussi complétement la troisième supposition, car si, dans certaines conditions que nous étudierons plus loin, des convulsions se manifestent, elles n'arrivent que longtemps après la cessation des mouvements respiratoires.

Nous ne pouvons admettre non plus que le poison agisse sur les cordons nerveux chargés de transmettre aux muscles le principe de leurs mouvements; car à cette période de l'empoisonnement, tous les nerfs sur lesquels on peut agir transmettent encore l'excitation galvanique aux muscles où ils vont se rendre.

Nous arrivons à la dernière supposition : le centre nerveux, source du principe des mouvements respiratoires, est-il atteint par le poison qui paralyserait son action? Nous sommes conduits, par l'exclusion des autres hypothèses, à admettre cette dernière comme une vérité, quoique nous ne puissions pas démontrer la chose expérimentalement. Les expériences que nous avons tentées en appliquant le poison directement sur le bulbe de la grenouille, nous paraissent trop sujettes à la critique pour en parler longuement, car la cessation des mouvements respiratoires que nous avons toujours vue dans ce genre d'expériences pourrait bien tenir au traumatisme que nous avons produit pour arriver sur le bulbe. Et d'autre part, à supposer que nous soyons arrivés à nous mettre dans les meilleures conditions possibles, les auteurs qui admettent, avec M. Brown-Séquard, que la cessation des phénomènes respiratoires tient non à l'interruption des fibres nerveuses du bulbe, mais à une excitation faite sur celui-ci, auraient pu rapporter ces effets moins à la présence de l'aconitine envisagée comme poison que comme simple corps étranger.

Nous ferons remarquer cependant, pour étayer l'opinion vers laquelle nous inclinons, qu'en général, la perte de la sensibilité disparaît en même temps que les mouvements respiratoires, et plus loin nous démontrerons que ce trouble dans l'innervation tient à une action sur le bulbe qui est un centre de sensation. Il est donc tout rationnel d'admettre que le poison agit en même temps sur deux centres très-voisins l'un de l'autre, et placés dans le même déparment de l'encéphale.

Chez les lapins et les cochons d'Inde, le trouble de la respiration se manifeste aussi en premier lieu. Ainsi l'animal, qui quelques minutes auparavant paraissait vif, alerte, s'arrête subitement, dilate fortement ses narines, s'agite, tourne en tous sens; puis la respiration devient embarrassée, fréquente, pour diminuer rapidement quelques secondes plus tard. Alors l'animal fait des efforts inouïs pour dilater son thorax, efforts qui se traduisent par des mouvements de généralité du corps à chaque inspiration.

CIRCULATION.

Chez la grenouille, aussitôt que le poumon est affaissé, les battements du cœur qui, avant l'expérience, étaient marqués par le soulèvement des parois thoraciques et abdominales, deviennent visibles, et l'on constate qu'ils sont augmentés en nombre.

Au lieu de 60 à 70 pulsations, comme à l'état normal, le chiffre monte à 90, 100, 120; puis il baisse rapidement à 40, 30 ; alors ils sont devenus irréguliers; si, au bout d'un quart d'heure environ, le cœur est mis à nu, les battements sous l'influence du contact de l'air reprennent un peu d'énergie ; mais, au bout d'un temps très-court, ils retombent au même chiffre qu'avant l'ouverture du thorax. Le ventricule cesse alors de recevoir du sang ; l'oreillette seule se contracte ; le bulbe de l'aorte est décoloré, la veine cave turgide, enfin l'oreillette elle-même est paralysée. Ce trouble rapide survenu dans les battements du cœur ne peut tenir à la cessation des phénomènes respiratoires, car l'on sait qu'en piquant les poumons de la grenouille, par exemple, pour produire leur affaissement, les battements du cœur se conservent encore longtemps avec leur force et leur rhythme. Le poison seul doit être mis en cause, et nous nous en sommes assurés du reste, par des applications locales d'aconitine sur la substance même du cœur. Au bout d'une demi-heure ou de trois quarts d'heure, tout battement avait disparu, après avoir présenté des irrégularités analogues à celles que nous avons constatées par l'inspection des parois thoraciques. Il résulte de ce fait que l'aconitine doit être rangée parmi les poisons les plus violents, en ce sens qu'elle agit à la fois sur le système nerveux central pour lui faire perdre ses propriétés, et sur la substance même du cœur pour le paralyser.

SENSIBILITÉ.

Nous avons dit que chez la grenouille généralement la sensibilité dans les membres disparaisssait avec les mouvements respiratoires. Quelquefois seulement, nous avons vu ce phénomène avant l'affaissement du poumon. La perte de cette propriété est difficile à constater surtout quand les mouvements de nature réflexe persistent chez les animaux en expérience, et c'est le cas qui nous arrivait, comme nous le verrons dans l'article suivant. Pour constater si l'animal sentait ou non, nous avons dû faire usage d'excitations aussi localisées que possible. Les mors d'une pince ou un courant électrique dont les pôles étaient placés à une petite distance sur la membrane interdigitale nous ont servi dans ce but. Nous avons toujours remarqué que la sensibilité ne s'éteignait pas également dans toutes les parties du corps. Elle disparaît d'abord dans les pattes postérieures, puis dans les pattes antérieures, puis à la face.

Dans les expériences que nous avons tentées, surtout dans le but de constater les troubles de la sensibilité, toujours nous nous sommes servi de grenouilles aussi vivaces que possible, qui, sous l'influence du moindre pincement, retiraient avant l'empoisonnement leurs pattes avec rapidité, et démontraient par des mouvements bien coordonnés de la totalité du corps qu'elles cherchaient à échapper à la douleur.

Cette perte de la sensibilité ne peut être expliquée que par l'action du poison sur le système nerveux : il n'arrivera à l'idée de personne, pensons-nous, de rapporter ces effets à l'abolition des mouvements respiratoires, car chacun sait que la grenouille peut sentir et se mouvoir encore un temps assez long après l'arrachement de ses deux poumons. Mais quelle partie du système nerveux le poison atteint-il? Telle est la question qui doit nous occuper. Seraient-ce les centres chargés de recevoir les impressions, ou la moelle, les troncs nerveux, les ramifications périphériques chargés de les transmettre? Pour résoudre cette question :

1° Nous avons lié, sur les grenouilles, l'aorte avant sa bifurcation, afin d'empêcher le poison d'arriver aux membres inférieurs, et nous avons reconnu, après l'empoisonnement, que la perte de la sensibilité survenait aussi bien que si la ligature n'avait pas été faite.

2° Nous avons lié l'aorte à la partie supérieure, à une petite distance du cœur, de manière à retarder l'empoisonnement de la moelle, et nous avons vu les mouvements réflexes persister plus longtemps, mais la sensibilité générale des membres inférieurs s'éteindre à la deuxième ou troisième minute qui suivait l'empoisonnement, c'est-à-dire comme si aucune ligature n'avait été faite.

Ces deux expériences nous paraissent prouver que la sensibilité est abolie parce que le centre destiné à recevoir les impressions a subi l'action du poison, puisque, en empêchant le poison d'arriver à la moelle, aux troncs nerveux et aux extrémités périphériques, en un mot, aux agents de transmission des excitations appliquées sur la peau, la sensibilité ne disparaît pas moins. Nous devons ajouter, par anticipation, que les mouvements volontaires persistent encore après l'extinction de la sensibilité, afin que l'on ne nous objecte pas que l'animal ne réagit pas aux excitations parce qu'il se trouve dans l'impossibilité de démontrer par des mouvements qu'il souffre.

Mais si ces expériences enseignent que le foyer de sensibilité subit le contact du poison, elles ne nous indiquent pas si celui-ci n'agit pas en même temps sur les parties périphériques; si nous supposons, en effet, par la pensée, que chez la grenouille empoisonnée par l'aconitine sans qu'aucune ligature ait été faite, la sensibilité soit abolie; que les parties périphériques soient paralysées ou non, l'excitation, dans les deux cas, devra rester sans résultat. Si, en effet, les nerfs périphériques sont empoisonnés, l'impression n'arrivera pas au centre déjà paralysé et la perception sera doublement impossible. S'ils ne sont pas empoisonnés, l'impression arrivera au centre ; mais, comme celui-ci a subi le contact du poison, l'impression ne sera pas sentie. L'expérience que nous avons faite pour juger ce point de la question est la suivante : après avoir empoisonné une grenouille avec l'aconitine, nous avons introduit du sulfate de strychnine sous la peau, quand toute sensibilité était éteinte ; or on sait que la strychnine agit sur la moelle en augmentant ses propriétés excito-motrices et qu'une des conditions de la manifestation de ses propriétés, c'est que les impressions puissent y parvenir.

Si donc, dans cette expérience, les mouvements tétaniques apparaissent lorsque nous touchons la peau de l'animal, nous pourrons en conclure que les nerfs périphériques n'étaient pas empoisonnés.

Expérience. — 2 heures 44 minutes. Une faible dose d'aconitine est introduite dans le tissu cellulaire d'une grenouille.— 2 h. 48 m. Mouvements fibrillaires des muscles du ventre et de la cuisse très-prononcés ; l'animal retire sa patte quand on la pince ; l'abdomen est affaissé. — 2 h. 50 m. Tout mouvement réflexe a disparu ; de temps en temps, la grenouille cherche à s'échapper, puis ses membres restent sur le sol, dans la position où on les met, et paraissent complétement paralysés. — 2 h. 54 m. Les mouvements du cœur persistent, mais faibles et irréguliers. — 2 h. 56 m. Nous plaçons sous la peau une petite quantité de sulfate de strychnine. — 3 h. En remuant les plaques de liége sur lesquelles l'animal repose, mouvement dans tout le corps. — 3 h. 1 m. Quand on touche l'animal, mouvements convulsifs généraux. — 3 h. 2 m. Tétanos quand nous touchons l'animal. — 3 h. 12 m. Les mouvements réflexes ont complétement cessé, le nerf sciatique ne réagit plus, la contractilité musculaire persiste.

On pourrait objecter à cette expérience que la strychnine a fait réapparaître l'excitabilité des fibres périphériques, qui était momentanément éteinte. Mais cette objection tomberait de suite devant ce fait que, quand nous avons coupé ou lié les vaisseaux fémoraux de la grenouille empoisonnée par l'aconitine avant d'introduire la strychnine, des convulsions très-intenses se sont également manifestées. A une certaine période de l'empoisonnement, les rameaux périphériques et les troncs nerveux finissent cependant par être atteints, ainsi qu'on peut le démontrer expérimentalement : si sur une grenouille empoisonnée par l'aconitine, on dépose du sulfate de strychnine sous la peau, non plus au moment où toute sensibilité est éteinte, mais quelques instants après, cinq ou dix minutes, par exemple, à cette époque, les battements du cœur persistent généralement encore assez pour aider l'absorption et transporter le poison jusqu'à la moelle; alors les convulsions n'apparaîtront plus quand on touchera la peau de l'animal ; mais, si on excite directement les troncs nerveux par l'électricité, le tétanos se manifestera dans tous les muscles. Les fibres nerveuses ont donc perdu leur excitabilité, quand les troncs l'ont encore conservée. Enfin, dans une dernière période, les symptômes de l'empoisonnement par la strychnine, sur un animal qui a subi l'action de l'aconitine, ne se manifestent ni en excitant la peau, ni en excitant les nerfs, mais se traduisent encore par des convulsions tétaniques très-intenses, quand on agit sur la moelle à l'aide d'un courant électrique. Les troncs nerveux ont donc, à cette période, perdu la propriété de transmettre les impressions à un centre dont la strychnine a cependant augmenté l'excitabilité. On comprendra facilement que cette dernière période ne peut être toujours observée, car il peut se faire que, lorsque le temps est arrivé où, sous l'influence de l'aconitine, les nerfs sensitifs et leurs ramuscules périphériques ont perdu leur excitabilité, la strychnine ne soit pas absorbée par suite de l'interruption ou du peu d'énergie des battements du cœur; ou bien, à ce moment, les fibres périphériques motrices sont empoisonnées (voir plus loin), et dès lors, quelle que soit l'excitation portée sur la moelle dont les propriétés réflexes sont exagérées, les muscles seront dans l'impossibilité de recevoir les effets de cette excitation.

On peut du reste, par des expériences d'un autre genre, démontrer l'influence que peut posséder l'aconitine sur les propriétés des nerfs comme agent de transmission des impressions venues du dehors.

L'expérience suivante nous a toujours réussi : sous l'artère fémorale nous avons placé un morceau de taffetas, de telle sorte que la circulation ne fût pas interrompue, et nous avons déposé sur le vaisseau de l'aconitine que nous humections de temps à autre avec une gouttelette d'eau. Aussitôt après cette préparation, nous coupions la veine crurale à la racine de la cuisse; une petite quantité de poison passait par endosmose à travers la paroi de l'artère, et, au bout de quelque temps, la sensibilité était complétement éteinte dans le membre préparé. Dans cette expérience, les fibres nerveuses périphériques, sensibles seules, ont dû être empoisonnées, car l'excitation galvanique portée sur le nerf sciatique était toujours douloureuse. Dans d'autres expériences, nous avons placé sur le nerf sciatique, isolé du membre par un morceau de taffetas, de l'aconitine en poudre légèrement humectée d'eau; la sensibilité s'est éteinte au bout d'un temps assez court.

Quant aux lapins, nous avons cru voir qu'ils étaient quelquefois complétement insensibles au pincement; mais la sensibilité de ces animaux est si difficile à apprécier, même à l'état normal, qu'il nous est impossible d'affirmer que c'était là un effet du poison.

Nous n'avons jamais constaté, chez les animaux, l'exaltation de la sensibilité indiquée par Bichat, dans l'empoisonnement par l'aconit.

MOUVEMENTS.

L'expérience suivante démontre comment les mouvements s'éteignent.

5 heures 4 minutes. Une faible dose d'aconitine est placée dans le tissu cellulaire d'une grenouille. — 5 h. 7 m. La paroi abdominale s'affaisse, les mouvements respiratoires continuent faiblement. — 5 h. 8 m. La grenouille se débat violemment. —

5 h. 9 m. Les mouvements respiratoires ont complétement cessé; les épingles qui fixent l'animal sur un liége sont enlevées : les pattes restent sans mouvement dans la position où on les place. — 5 h. 10 m. Toute sensibilité paraît éteinte; l'animal ne cherche pas à se mouvoir quand on le pince; la patte pincée se meut seule et se retire vers l'abdomen, surtout quand on effleure sa peau avec la barbe d'une plume. — 5 h. 11 m. L'animal s'échappe brusquement de nos mains et fait trois bonds en avant. — 5 h. 13 m. Nous laissons tomber la grenouille d'une faible hauteur : mouvements dans tout le corps, qu'on ne peut reproduire par le même moyen que quelques secondes après. — 5 h. 15 m. L'animal fait un bond. — 5 h. 17 m. Mouvements réflexes de tout le corps quand on pince les pattes antérieures. — 5 h. 27 m. Le cœur, complétement plein, ne possède plus que de légers mouvements dans l'oreillette; la grenouille fait encore un bond. — 5 h. 40 m. Les deux pôles d'une pile de Legendre, appliqués sur le nerf sciatique, ne produisent aucune contraction dans les muscles du membre inférieur.

Si nous analysons cette observation, nous voyons :

1° Que, malgré la conservation des mouvements réflexes et volontaires, les membres restent dans la position où on les a placés, quand on a soin de ne pas les tirer ou les exciter fortement;

2° Que les mouvements réflexes plus ou moins intenses durent encore pendant un certain temps;

3° Que, quand les mouvements réflexes paraissent abolis, les mouvements volontaires persistent encore.

Le premier fait a tout lieu de nous étonner, et nous avons toujours été frappés de voir chez un animal, dont les mouvements volontaires s'exécutent avec une grande énergie, les membres flasques, relâchés et paraissant complétement paralysés.

Nous attribuons ce fait à la perte de sensibilité : si l'animal laisse ses membres dans la position où on les place, c'est qu'il ne sent pas le sol sur lequel il repose ; mais, que la volonté intervienne, aussitôt tous les muscles entreront en action en même temps.

Nous remarquons enfin que cette paralysie apparente du mouvement commence avec la perte de la sensibilité.

L'expérience que nous avons citée plus haut vient à l'appui de notre manière de voir. Sur une grenouille sur l'artère de laquelle nous avons déposé du poison, nous ne sommes jamais parvenus qu'à anesthésier la patte, peut-être parce qu'il passe par la paroi de l'artère une trop faible quantité de poison. Et quoique les nerfs fussent très-excitables, ainsi que les muscles, le membre préparé restait immobile quand on l'étendait, tandis que l'autre revenait toujours sur lui-même. Pour nous assurer aussi de cette explication, nous avons, sur une grenouille saine, déchiré le cordon postérieur de la moelle d'un côté ; sur une autre, nous avons coupé aussi d'un seul côté les racines postérieures, et, dans les deux cas, nous avons constaté que la position du membre était la même que sous l'influence de l'empoisonnement.

Les mouvements réflexes, avons-nous dit, persistent encore pendant un certain temps ; mais faisons remarquer que ces mouvements sont notablement diminués, non pas parce que les fibres sensibles ne peuvent plus transmettre à la moelle les impressions qui doivent mettre en jeu les propriétés excito-motrices de la moelle (voir précédemment), mais sans doute parce que le poison agit directement sur celle-ci pour lui faire perdre ses propriétés. L'expérience que nous avons faite pour prouver cette supposition est la suivante : nous avons lié l'aorte à la partie supérieure, de manière à empêcher l'arrivée du sang dans la portion de la moelle située au-dessous de la ligature; puis nous avons empoisonné l'animal, et nous avons toujours vu les propriétés réflexes persister plus longtemps et avec plus d'énergie que si aucune ligature n'avait été faite. Les anastomoses qui existent entre les vaisseaux de la partie inférieure et de la partie supérieure de la moelle nous expliquent pourquoi les mouvements réflexes ne persistaient pas sur la grenouille empoisonnée aussi longtemps que sur une grenouille intacte que l'on aurait décapitée. Cette perte des propriétés excito-motrices sous l'influence de l'empoisonnement se traduit aussi de la façon la plus frappante par la manière dont les mouvements réflexes s'éteignent. Au début de l'empoisonnement, l'animal retire ses pattes si on les touche ou non; mais, au bout d'un temps assez court, l'expérience ne peut plus se renouveler. Alors, si on pince une patte du tronc postérieur assez fortement et sur une surface assez étendue, les mouvements se font le plus souvent dans le membre excité et le membre antérieur correspondant, quelquefois dans le membre excité et le membre antérieur opposé, quelquefois dans les deux membres postérieurs. Ces mouvements peu énergiques sont plutôt des mouvements d'extension que de flexion ; puis ces mouvements, qui se font sous l'influence d'excitations, disparaissent complétement ; mais alors, si on soulève l'animal en l'air en tenant l'extrémité d'une patte, l'autre se redresse avec une certaine force. Il est facile de s'assurer sur une grenouille décapitée que la diminution successive des propriétés excito-motrices de la moelle se traduit par des mouvements analogues à ceux que nous venons de signaler ; seulement, sur cette dernière grenouille, ils mettront une heure pour disparaître, tandis que sur une grenouille empoisonnée par l'aconitine, ils mettront une demi-heure (ces expériences étant faites en été). Rappelons que la strychnine réveille l'excitabilité de la moelle qui s'affaiblit sous l'influence de l'aconitine.

Les mouvements volontaires persistent en dernier lieu, et il est curieux, dans ces expériences, avons-nous dit, de voir une grenouille dont les membres sont sans mouvement quelles que soient les excitations qu'on y porte, de voir cette grenouille, à un moment donné, se redresser tout à coup, puis faire un ou plusieurs bonds et reprendre ensuite l'attitude d'un animal complétement paralysé. Ici ce ne sont plus des mouvements plus ou moins réguliers, limités à un ou plusieurs membres ; ce sont des mouvements de tous les muscles bien coordonnés et exécutés dans un but. Que l'on mette un obstacle devant la grenouille, quand ces mouvements s'exécuteront, celle-ci n'ira pas se butter contre l'obstacle, mais elle passera au-dessus, ou bien elle se portera de côté. Le sens de la vue surtout nous paraît aider l'animal pour l'exécution de ces mouvements volontaires, et nous avons souvent observé qu'après avoir crevé les yeux à un animal empoisonné, chez lequel ces mouvements s'exécutaient fréquemment, ceux-ci cessaient de se faire. Les mouvements volontaires ne paraissent pas s'éteindre en même temps dans toutes les parties du corps de l'animal ; nous avons reconnu, en effet, que les mouvements des yeux persistaient encore longtemps après que les mouvements des membres avaient disparu. Il en est de même des mouvements des muscles lombaires ; ainsi, quand l'animal ne semble plus se mouvoir volontairement, si on cherche à le retourner sur le ventre, il semble y mettre obstacle en tordant ses lombes du côté opposé, et quelquefois l'animal placé sur le dos se retourne complétement par la seule action de ses muscles lombaires.

Nous avons constaté dans toutes nos expériences que les mouvements volontaires ne disparaissent pas parce que les troncs ou les fibres nerveuses motrices périphériques étaient empoisonnés, car si l'on excite les troncs après la disparition des mouvements volontaires, ceux-ci demeurent excitables.

L'aconitine donne-t-elle des convulsions chez la grenouille? Dans nos premières expériences faites avec de fortes doses de poison, nous n'en avons jamais vu. Mais quand nous avons voulu expérimenter avec de petites doses, jamais elles n'ont manqué. Tantôt ces convulsions sont limitées à un membre ou à deux, tantôt elles s'étendent à tous les muscles. En général, elles durent peu, et leur intensité est très-variable ; elles apparaissent toujours très-tard et après la cessation des mouvements volontaires. Cette propriété que possède l'aconitine de produire des convulsions à petite dose lui serait donc commune avec le curare (voir les recherches de M. Martin-Magron sur la strychine, *loco citato*).

On peut voir facilement, d'après ces considérations, que le poison agit encore ici sur les centres nerveux pour faire perdre à ceux-ci leur propriété comme agent producteur de la force nerveuse motrice, sans avoir d'action primitivement sur les organes nerveux de transmission.

Mais nous devons nous demander, comme nous l'avons fait à propos de la sensibilité, s'il n'existe pas une période où les nerfs périphériques moteurs, radicules et troncs, ne subissent pas l'influence du poison. Toutes les expériences que nous avons faites avec l'aconitine nous ont démontré, de la façon la plus nette, qu'une demi-heure environ après les symptômes de l'empoisonnement, un quart d'heure après la cessation des mouvements volontaires, les troncs nerveux ne réagissaient plus sous l'influence de l'électricité. Dans ces expériences, nous nous sommes toujours servi de la pile de Legendre et

Morin, et nous avons eu soin de nous mettre à l'abri des courants dérivés, en séparant du membre le nerf sciatique ou brachial, après l'avoir préalablement lié. Il est presque inutile de rappeler que l'excitabilité nerveuse d'une grenouille saine, même par les fortes chaleurs de l'été (conditions où nous nous trouvions quand nous faisions nos expériences), persiste après la mort, deux heures au moins; nous l'avons vu persister jusqu'à trois heures.

Nous avons dû chercher expérimentalement si l'empoisonnement des fibres nerveuses motrices par l'aconitine portait sur les troncs ou la périphérie, et pour cela, nous avons répété les expériences faites sur le curare, pour la première fois, par MM. Bernard et Kölliker. Dans une première expérience, nous avons placé sur une soucoupe le muscle gastrocnémien d'une grenouille, auquel était appendu le nerf, en prenant soin de placer le nerf aussi en dehors de la capsule que possible, et nous avons déposé dans celle-ci de l'eau tenant en suspension de l'aconitine. Au bout de quatre à cinq minutes, le tronc nerveux qui n'avait pas été touché par le poison ne transmettait plus l'excitation galvanique, quand les muscles se contractaient encore sous l'influence de l'électricité. Cette expérience prouve que les fibres nerveuses de l'intérieur du muscle sont empoisonnées quand le muscle lui-même ne l'est pas.

2° Nous avons injecté sous la peau de la patte d'une grenouille une certaine quantité d'aconitine en suspension dans l'eau; au bout de dix minutes, le nerf sciatique ne réagissait plus sous l'influence de l'électricité.

Nous devons dire que cette expérience ne nous paraîtrait pas à l'abri de toute objection, si on voulait lui faire prouver que les fibrilles nerveuses contenues dans les muscles de la patte ont été seules empoisonnées, car le poison, arrivant par imbibition dans toute la patte, a dû rencontrer des branches nerveuses extra-musculaires, et a pu, en agissant sur elles, leur faire perdre leur excitabilité.

3° Nous avons déposé du poison sur le tronc nerveux reposant sur une bandelette de taffetas, et nous avons vu disparaître l'excitabilité du nerf au bout d'une heure quand un courant électrique était placé au-dessus du point où le poison avait été déposé.

4° Nous avons lié l'artère fémorale d'une patte avant l'empoisonnement, afin d'empêcher le poison d'arriver dans celle-ci ; et tandis qu'au bout d'une demi-heure l'excitabilité était perdue dans le nerf de la patte empoisonnée, au bout de deux heures l'excitabilité persistait dans le patte saine.

3° Nous avons répété cette dernière expérience, c'est-à-dire lié l'artère fémorale d'un côté avant l'empoisonnement ; au bout de vingt-cinq minutes, l'excitabilité nerveuse était perdue dans la patte empoisonnée, et au bout de deux heures et un quart elle était conservée dans la portion du sciatique située au-dessous de la ligature. Mais au bout d'une heure les nerfs lombaires et la portion du nerf sciatique située au-dessus de la ligature ne réagissaient plus sous l'influence de l'électricité.

Cette dernière expérience, à elle seule, démontre d'un seul coup, pour ainsi dire, le mode d'empoisonnement des nerfs moteurs.

1° Le poison a porté ses effets d'abord sur les nerfs moteurs périphériques, c'est-à-dire les nerfs contenus dans l'épaisseur des muscles; car, dans cette expérience, le nerf sciatique, dans la partie située au-dessus de la ligature, et qui a reçu du sang empoisonné, se trouvait dans les mêmes conditions que le nerf sciatique du côté opposé, et ne devait par conséquent pas plus réagir que lui au bout de vingt-cinq minutes, si l'empoisonnement des troncs s'était fait.

2° Si, au bout d'une heure, les nerfs lombaires du côté où la ligature a été faite ne réagissent plus sous l'influence de l'électricité, c'est donc que ces nerfs ont senti l'action du poison, mais bien plus tard que les radicules périphériques dans le membre où la circulation n'a pas été interceptée. Nous voyons ainsi que l'aconitine agit sur les nerfs à la façon du curare, et nous croyons avec MM. Vulpian et Martin-Magron que ce mode d'action doit être commun à un certain nombre de poisons. Toutefois nous devons reconnaître que l'empoisonnement du système nerveux périphérique est plus rapide avec le curare qu'avec tout autre poison, sans doute parce que dans cet empoisonnement la circulation continue avec régularité et ne cesse pas de porter aux tissus une nouvelle quantité de substance toxique, tandis qu'avec l'aconitine, la strychnine, les mouvements du cœur diminuent rapidement de force et d'intensité. Nous croyons aussi que l'action du poison sur le système nerveux périphérique est accessoire dans le fait même de l'empoisonnement envisagé comme cause de la mort ; ces effets se manifestent quand les fonctions principales ont déjà subi une atteinte profonde, et si, dans nos expériences, l'animal était revenu à la vie, comme M. Vulpian l'a vu avec le curare, nous penserions que cet animal aurait moins dû sa résurrection à la résorption du poison dans les parties périphériques qu'à sa résorption dans les parties centrales.

Nous nous sommes demandé, comme la plupart des physiologistes qui ont étudié l'action des substances toxiques, quelle pouvait être la cause de l'empoisonnement plus rapide des extrémités périphériques que des troncs eux-mêmes. Nous croyons avec la plupart que la constitution anatomique des filaments nerveux primitifs, différente dans les troncs et dans la périphérie, doit être invoquée pour cette explication. Dans les troncs nerveux, en effet, nous trouvons des filaments primitifs entourés par une gaîne protectrice, le périnèvre; ces filaments nerveux sont constitués à l'extérieur par une enveloppe, en dedans de cette enveloppe par une substance de nature graisseuse, la moelle ; au centre de cette substance est le cylinder axis, qui, de l'aveu de presque tous les physiologistes de notre époque, est la partie la plus importante du nerf, l'agent de transmission des ordres de la volonté et des impressions venues du dehors. A la périphérie, c'est-à-dire dans les points où les derniers filaments nerveux touchent les faisceaux primitifs des muscles, nous n'avons plus qu'un filament réduit à son élément le plus simple et le plus important, le cylinder axis. On comprend donc que le poison arrive plus tôt sur ce cylinder axis, complétement isolé, que sur le cylinder axis des troncs nerveux protégés par une série d'enveloppes. Mais peut-être doit-on tenir compte aussi de la quantité de sang qui peut se trouver au contact du nerf. Dans l'épaisseur de la peau, dans l'épaisseur des muscles, nous avons des vaisseaux capillaires en quantité considérable; nous avons par conséquent des milliers de courants sanguins qui parcourent ces organes en tous sens et qui doivent laisser exsuder, avec les matériaux de la nutrition, les principes étrangers toxiques qu'ils peuvent contenir. Dans les troncs nerveux, au contraire, les vaisseaux capillaires y sont en quantité infiniment moindre; les matériaux de nutrition qui s'échappent de ces vaisseaux doivent être moins considérables que dans les muscles, moins chargés par conséquent de substances toxiques dans le cas d'empoisonnement. La preuve que nous pouvons apporter à l'appui de cette opinion est la suivante : que l'on examine à la loupe les nerfs lombaires de la grenouille, on les verra entourés d'un réseau de vaisseaux très-abondants; que l'on examine comparativement le tronc sciatique, il sera difficile à la loupe de constater ceux qui existent; or, dans nos expériences avec l'aconitine, nous avons reconnu un certain nombre de fois que les nerfs lombaires étaient empoisonnés quand la portion du nerf sciatique placé au-dessus de la ligature faite sur l'artère crurale à la partie inférieure réagissait encore parfaitement sous l'influence de l'électricité. Nous sommes porté à croire, d'après ces considérations, que, vu la grande quantité de sang contenu dans un muscle, l'action du poison doit porter à la fois sur toutes les fibres nerveuses contenues dans le muscle et sur la fibre réduite au cylinder axis, et sur la fibre possédant encore tous les éléments que l'on retrouve dans les troncs.

Si les troncs nerveux perdent leur excitabilité sous l'influence de l'aconitine, il n'en est pas de même des muscles qui la conservent pendant un temps assez long, de quatre à cinq heures; toutefois nous devons reconnaître que l'excitabilité dure moins longtemps que si la grenouille n'avait pas été empoisonnée, et que cette durée varie avec l'intensité du poison, c'est-à-dire avec les doses.

Chez les lapins et les cochons d'Inde, les troubles de la locomotion apparaissent en général peu de temps après les troubles de la respiration. L'animal est pris souvent de légers tremblements; ses membres faiblissent, les pattes postérieures s'affaissent les premières, les pattes antérieures ensuite; les mouvements volontaires persistants deviennent irréguliers, désordonnés; quand l'animal veut marcher, ses pattes antérieures se croisent ou s'écartent; les pattes postérieures, au lieu de se fléchir, s'étendent, et souvent les extrémités des pattes postérieures, étendues à chaque mouvement que fait l'animal, se trouvent situées sur un plan supérieur par rapport au niveau du dos. A ces mouvements irréguliers se mêlent des mouvements spasmodiques convulsifs, apparaissant surtout au moment où l'animal, en train de s'asphyxier, fait des efforts considérables pour respirer.

Le défaut de coordination des mouvements volontaires n'indiquerait-il pas que le poison agit sur l'organé chargé de ce rôle? Quant aux mouvements convulsifs signalés par tous les auteurs, et attribués par la plupart à un effet du poison, nous les avons toujours constatés chez ces animaux; dans un seul cas, sur un lapin, nous avons vu un vrai tétanos.

Nous sommes portés à croire que ces mouvements convulsifs doivent être plutôt rapportés à l'asphyxie; on peut du reste, quand un animal est soumis à l'empoisonnement, faire apparaître presque à volonté les mêmes mouvements que ceux que l'on observe en comprimant la trachée-artère d'un animal sain.

Expériencc. — 9 heures 10 minutes. 0 gr. 01 d'aconitine, en suspension dans l'eau, sont introduits dans l'estomac d'un cochon d'Inde. — 9 h. 14 m. L'animal s'arrête subitement, cesse de manger, dilate ses narines et semble respirer avec difficulté. — 9 h. 15 m. Mâchonnement et salivation, tremblement léger; l'animal s'agite, ses oreilles sont chaudes, les battements du cœur rapides. — 9 h. 15 m. Les membres postérieurs faiblissent, la respiration est difficile ; l'animal s'affaisse sur le ventre, il cherche à marcher, mais les mouvements sont irréguliers, les pattes de devant se croisent ; excrétion d'urine. — 9 h. 19 m. Convulsions de tout le corps ; les pattes de devant sont tendues, la tête relevée en arrière, les pattes postérieures étendues. Ce mouvement convulsif dure peu ; l'animal est abattu, paraît insensible aux piqûres ; les battements du cœur sont peu perceptibles et lents, la respiration à peine visible, la pupille dilatée. — 9 h. 21 m. Nouvelles convulsions ; l'animal est sans mouvement ; bientôt il meurt.

A l'*autopsie,* rougeur à l'estomac, qui contient des aliments en certaine quantité ; rien de notable du côté des intestins ; cerveau injecté, poumons gorgés d'un sang noir.

Expérience. — 10 heures 5 minutes. 0 gr. 02 sont donnés à un chien de moyenne taille. Quelques instants après, agitation, anxiété, vomissement ; l'animal court, jette des cris plaintifs, il écume, refuse de boire. — 10 h. 8 m. Faiblesse du train postérieur ; l'animal dilate ses narines ; sa respiration est gênée, fréquente ; il vomit de nouveau et se couche à terre. — 10 h. 10 m. Les pattes de derrière sont paralysées ; l'animal cependant fait des mouvements pour suivre son maître et se traîne sur ses pattes de devant, mais bientôt il retombe sur le côté ; on le relève, mais il ne peut se soutenir. — 10 h. 12 m. Tremblement général, respiration difficile ; l'animal est affaissé sur lui-même, à peine sensible ; les battements du cœur sont faibles, mouvements convulsifs ; bientôt il meurt. L'animal avait vomi une partie du poison, car une poule, ayant mangé une partie des matières rejetées, mourut bientôt.

ACTION PHYSIOLOGIQUE DE L'ACONITINE SUR L'HOMME.

Les effets de l'aconitine ont été étudiés sur moi-même et sur deux personnes qui ont bien voulu me prêter leur concours.

A l'extérieur. — Lorsque l'aconitine est appliquée sur une partie fine de la peau, soit en dissolution dans l'alcool, soit en pommade, elle détermine bientôt un sentiment de chaleur, puis de brûlure, accompagné d'élancements et de démangeaisons; plus tard on éprouve de la pesanteur et de l'engourdissement dans les parties affectées; il semble qu'elles soient comprimées par un poids lourd; d'autres fois, la peau est comme soulevée et contractée par les muscles situés au-dessous; sa couleur n'est pas modifiée, il y a anesthésie. Ces symptômes durent plusieurs heures, quelquefois un jour entier; ils ne sont jamais suivis d'accidents généraux.

A l'intérieur. — Les doses ont été portées successivement jusqu'à 3 milligr. Ce sont les symptômes éprouvés à cette dose que je vais exposer.

Presque aussitôt après avoir pris l'aconitine, on éprouve sur toute la muqueuse buccale une sensaion d'âcreté et de chaleur qui se propage rapidement à la gorge, et plus tard à l'estomac.

Cette impression devient bientôt de plus en plus

vive; il y a brûlure et engourdissement des lèvres, de la langue et du pharynx; en même temps, on remarque une salivation souvent très-abondante, déterminée sans doute par l'action irritante de l'aconitine sur les glandes mucipares.

A ces effets locaux viennent bientôt se joindre des phénomènes généraux; on éprouve d'abord du malaise, de la faiblesse, de la pesanteur de tête; puis des nausées, des bâillements fréquents, de l'oppression et un affaiblissement musculaire très-prononcé. Le pouls s'élève, mais dans une faible limite; la peau est moite. On remarque des fourmillements sur diverses parties du corps, et plus particulièrement à la face et aux extrémités.

Après un temps variable, l'abattement augmente, il y a céphalalgie, souvent douleurs lancinantes de la face, siégeant plus particulièrement sur le trajet des nerfs; les nausées sont fréquentes, quelquefois accompagnées de vomissements. L'affaiblissement musculaire est plus grand, les fourmillements plus manifestes, surtout dans l'immobilité; les membres sont comme engourdis, la face tendue et gonflée; le pouls tombe, la respiration est difficile, la sensation de brûlure à la gorge devient pénible; on remarque des sueurs abondantes. Plus tard, il y a prostration générale; on éprouve un brisement des membres, de la difficulté à serrer les objets; le moindre effort épuise, on se sent comme énervé: la respiration est lente, profonde; le pouls baisse notablement, l'intelligence reste nette; il n'y a pas de somnolence, rarement de la tendance au sommeil ; la pupille est dilatée, mais cette dilatation est loin d'être aussi énergique que celle produite par l'atropine; elle se produit lentement et cesse le plus généralement sous l'influence d'une vive lumière. Ces symptômes durent de dix à seize heures; peu à peu le pouls se relève, la respiration devient plus libre, les forces reprennent, l'appétit qui avait été suspendu renaît; en un mot tout rentre dans l'ordre. Les symptômes qui persistent en dernier lieu sont : l'âcreté de la gorge, la pesanteur de tête et de la courbature.

Observation. — 8 heures 30 minutes du matin. Six granules d'aconitine d'un demi-milligramme; pouls, 68. — 8 h. 40 m. Sentiment de chaleur dans l'estomac. — 8 h. 50 m. Malaise général, bâillements, éructations, nausées. — 9 h. Chaleur plus vive de l'estomac, pouls à 76, sentiment d'ardeur à la pointe de la langue, débilité générale, affaiblissement musculaire, nausées. — 9 h. 10 m. Ardeur des lèvres, de la gorge et de toute la muqueuse buccale. — 9 h. 15 m. Fourmillements à la face et dans les avant-bras, pouls à 84. — 9 h. 30 m. Oppression, céphalalgie, sentiment d'âcreté et de brûlure de la gorge beaucoup plus prononcé, salivation. — 10 h. Dépression générale, affaiblissement musculaire très-grand, sueurs, pouls à 68, nausées, vomissement. — 11 h. Fourmillements à la face, qui semble gonflée et tendue, aux avant-bras et aux mains, qui sont comme engourdis, pesants ; pouls à 60. — 12 h. Respiration gênée, douleur à la tempe et sur le trajet du nerf sus-orbitaire ; sueurs abondantes pupille non dilatée, sentiment de brûlure très-pénible dans toute la bouche et le larynx ; les lèvres sont comme engourdies ; salivation très-abondante, inappétence complète, quelques nausées. — 1 h. Mêmes symptômes ; prostration complète des forces, marche pesante, énervation générale, un peu de tendance au sommeil. — 3 h. Céphalalgie avec constriction aux tempes, pupille dilatée, respiration difficile, pouls à 52. — 5 h. Mêmes symptômes ; la sensibilité paraît diminuer, surtout aux mains et aux joues; l'intelligence est nette; pas de somnolence. — 7 h. Les symptômes paraissent s'amender; la tête se dégage, les fourmillements diminuent, la dépression est moins grande; pouls à 60. — 8 h. Il y a un mieux notable; la respiration est plus facile, l'âcreté et la brûlure de la gorge sont moins marquées, il y a toutefois faiblesse et lassitude générale; la pupille reste dilatée; pouls à 68. — 8 h. 30 m. Sommeil facile, sans agitation ni rêves. Le lendemain, au réveil, il ne reste pas de traces des effets de l'aconitine.

On remarque dans cette observation que l'action irritante de l'aconitine sur les muqueuses de la bouche et du pharynx s'est fait sentir assez lentement. Cela tient à ce que l'aconitine ayant été portée directement dans l'estomac, sous forme de granules, n'a pu exercer son action irritante que par continuité ; lorsqu'au contraire elle est prise en solution et se trouve par conséquent en contact direct avec la muqueuse, ses effets locaux se font sentir presque immédiatement.

On voit, d'après nos expériences, quelle est l'activité de l'aconitine lorsqu'elle est pure, puisqu'à la dose de 3 milligr. seulement elle a produit des symptômes aussi marqués. L'aconitine que l'on trouve soit en France soit en Allemagne est loin d'avoir une action aussi énergique; dans les essais comparatifs auxquels nous nous sommes livrés, nous avons dû élever les doses jusqu'à 5 et 6 centigr. pour obtenir des effets analogues à ceux observés avec l'aconitine pure; de même, nous avons pu empoisonner une grenouille en quatre minutes avec 2 milligr. d'aconitine pure, et un lapin avec 15 milligr. en douze minutes, tandis qu'il nous a fallu employer une quantité dix fois plus grande d'aconitine du commerce pour déterminer la mort chez ces animaux. On peut du reste s'assurer de l'impureté de ces aconitines en les traitant par l'éther anhydre qui les dissout incomplétement, tandis que l'aconitine pure est entièrement soluble dans ce véhicule; de plus, elles laissent, en général, un résidu à la calcination, ce qui n'a pas lieu avec l'aconitine pure. Celle que nous nous sommes procurée en Angleterre, grâce à l'obligeance de deux habiles chimistes, M. Morson et M. Williams, auxquels nous devons de nombreuses informations, était, au contraire, extrêmement pure et active.

Il y a là un fait grave à signaler ; la confusion entre les diverses aconitines pourrait être suivie des accidents les plus terribles; aussi croyons-nous devoir conseiller une grande réserve jusqu'à l'inscription au Codex d'un mode de préparation de l'aconitine.

Résumons maintenant les travaux publiés sur l'action physiologique de l'aconitine.

Schroff (*Union médicale*, 1854): «0,80 centigr. d'aconitine donnés à un lapin sont suivis de mort en vingt-quatre heures, avec les phénomènes suivants: augmentation immédiate de fréquence du pouls ; au bout de dix minutes, il battait 240; après quarante minutes, il était indistinct; rareté de la respiration

(40 à la minute), qui est profonde et exécutée par les muscles abdominaux et thoraciques. Après trois heures, la respiration tombe à 43, tandis que dans l'empoisonnement par l'extrait d'aconit, la respiration est en rapport avec le pouls, courte, et ne s'exécute qu'avec les muscles abdominaux. Dans les premières vingt-cinq minutes l'animal est tranquille, exécute quelques faibles mouvements de mâchonnement ; après trente-cinq minutes, mouvements convulsifs de la tête en arrière et même du corps entier ; vibrations des téguments. L'animal urine beaucoup, il ne pouvait plus se tenir sur les pattes, tombait sur le ventre, somnolence. Après cinquante minutes, dilatation de la pupille, qui devient complète en une heure 30 minutes, et qui dure encore après vingt-quatre heures. Plusieurs selles pendant la nuit, beaucoup d'urine ; le lendemain, au moment où l'animal se refroidit, la respiration tombe à 40, le pouls à 150 ; enfin, mort vingt-quatre heures après l'ingestion du poison. A l'autopsie, rougeur de l'œsophage et de l'estomac sans érosion, injection de l'intestin grêle, tube intestinal rempli par une exsudation visqueuse sans sang ; gros intestin vide ; sang liquide dans le système veineux ; vaisseaux du cœur gorgés de sang ; le foie, la rate, congestionnés.

«Chez l'homme, une goutte d'une dissolution de 0,20 centigr., dans suffisante quantité d'alcool introduite dans l'œil, a produit une sensation de brûlure très-vive, avec rougeur de la conjonctive, des paupières, et du globe de l'œil, et larmoiement. La pupille était tantôt dilatée, tantôt contractée ; ce n'est qu'après une heure que la dilatation était constante ; l'iris n'était plus qu'une bande étroite. Après douze heures, cette dilatation durait encore ; rien à l'œil opposé. L'aconitine prise à l'intérieur est précipitée de sa solution alcoolique par la salive ; son amertume est intense, persistante, et laisse une sensation de brûlure longtemps après ; elle cause des éructations, des borborygmes ; face chaude, chaleur générale avec maximum à l'épigastre ; sentiment de tiraillement dans les joues, la mâchoire supérieure, le front, en un mot dans les parties animées par le trijumeau ; pouls plus fréquent, plus tard plus faible et dicrote ; pupille d'abord mobile ; la tête est prise, bourdonnements, sentiment de pression, étourdissement, éblouissement, pensée lente, paresseuse, douleurs de tête plus vives par le travail d'esprit ; débilité musculaire, diurèse abondante ; ces phénomènes durent un ou deux jours. L'aconitine a donc pour action : éructations, borborygmes, dilatation de la pupille, abaissement du pouls, douleur de la tête et de la face, éblouissements, abattement, sueurs et diurèse.

« Un autre expérimentateur, M. Henrich, a observé, en prenant 5 centigr., saveur désagréable, amertume repoussante, après dix minutes, sensation de brûlure ; le pouls, d'abord plus fréquent, s'est abaissé ; plus tard, il est tombé à 52 et même à 47, le corps était brûlant ; sueurs, tête prise, lourde ; abattement, faiblesse, fourmillements dans la face, pupille dilatée, douleurs de la tête et de la face, bourdonnements, faiblesse musculaire, gêne de la respiration, éructations. La douleur de la tête et l'abattement durent toute la soirée ; le lendemain, faiblesse et douleurs moindres.

«Un autre expérimentateur a constaté, comme le précédent, à faibles doses : l'abaissement du pouls, une sensation de brûlure à la langue, et une douleur à la tête et à la face. »

On remarquera que l'aconitine employée par Schroff devait être extrêmement impure, puisque à la dose de 0,80 centigr. elle a déterminé la mort d'un lapin en vingt-quatre heures seulement. Cette observation s'applique également aux conclusions de Van Pragg, que nous donnerons ci-après, et qui a reconnu plus d'activité à l'extrait d'aconit qu'à l'aconitine. Du reste, les résultats observés par Schroff correspondent avec les nôtres. Observons cependant que dans l'empoisonnement sur le lapin, il a vu le pouls rester élevé jusqu'à la mort. Nous avons, au contraire, toujours constaté l'abaissement du pouls après une excitation passagère, et Schroff lui-même, dans ses conclusions, signale l'abaissement du pouls comme symptôme général de l'aconitine.

Conclusions d'un mémoire de Van Pragg, publié dans les annales de Virchow (*Gazette hebd.*, 1857) :

«La respiration a été plus ou moins ralentie chez les mammifères par l'aconit ; les battements du cœur deviennent irréguliers, les muscles sont relâchés ; faiblesse, apathie générale, horreur pour ainsi dire de tout mouvement ; dans les cas les plus graves, paralysie. L'action de l'aconitine est donc de déprimer le système musculaire sans excitation préalable. Le cerveau était évidemment attaqué, il y avait perte plus ou moins complète de la connaissance, une certaine indolence, et une apathie prononcée ; quelquefois une véritable anesthésie ; les yeux deviennent très-sensibles, les pupilles dilatées, l'estomac présentant les symptômes communs à tous les empoisonnements, vomituritions, vomissements. L'activité digestive n'était pas surexcitée ; le système urinaire fut affecté dans un cas sur treize expériences ; trois salivations. Chez les chiens, la durée moyenne d'une intoxication varie de cinq heures à cinq heures dix minutes. La durée la plus longue, de vingt-huit heures quarante minutes ; la plus courte, onze minutes ; la dose la plus faible était de 2 grains ; 1 grain et demi injecté dans la jugulaire occasionna la mort en onze minutes. Chez les oiseaux, dépression générale du système musculaire ; dilatation de la pupille, salivation dans un seul cas. Chez les grenouilles, adynamie prompte, paralysie et incapacité réactive ; les pattes de derrière, celles de devant, enfin les muscles de la tête, furent successivement paralysés ; dans un cas, la respiration fut subitement suspendue, dans un autre, elle fut, au contraire, activée ; le cœur conserva son irritabilité comme dans les cas où l'intoxication n'a pas eu lieu.

« Chez les poissons, mêmes symptômes du côté des muscles, dyspnée et diminution des mouvements respiratoires ; à l'autopsie, les membranes du cerveau très-hyperémiées ainsi que le cerveau lui-même; le sang variait, dans quelques cas, épais et non caillé; dans d'autres, caillots fibrineux. En somme, l'aconitine a des effets identiques à ceux de l'extrait d'aconit, il lui manque seulement l'énergie de ce dernier. »

Duckworth (*British medical Journal*, 1861) : « Ces expériences ont été faites sur des chats et des lapins, elles avaient surtout pour but de déterminer d'une manière précise l'action que l'aconitine exerce sur la pupille, action sur laquelle les auteurs ne sont pas d'accord.

« Donnée à l'intérieur, elle donne tout d'abord lieu à une sensation de fourmillements intenses dans la langue et l'arrière-gorge; presque aussitôt survient une sécrétion extrêmement abondante de salive, l'écoulement involontaire de ce liquide semble prouver qu'en même temps l'influence de la volonté sur l'acte de la déglutition est presque entièrement aboli; les fonctions respiratoires sont troublées à leur tour, la respiration devient laborieuse, spasmodique et s'accompagne de cris plus ou moins aigus suivant la dose employée; on observe ensuite des vomissements qu'il est permis de rapporter à un trouble dans les fonctions du nerf vague, parce qu'à l'autopsie des animaux empoisonnés on ne trouve aucune lésion de l'estomac. Plus tard encore, la sensibilité est abolie; l'animal se jette de côté et d'autre comme un individu fou, il fait de vains efforts pour marcher, des bonds désordonnés, puis tombe sur le côté dans un état de prostration interrompu de temps en temps par des convulsions; enfin, comme phénomènes ultérieurs, on remarque le ralentissement et l'embarras croissant de la respiration, et enfin une paralysie générale et complète; rélativement à l'état des pupilles, dans les premières phases de l'empoisonnement, elles sont plus ou moins rétrécies, elles se dilatent au contraire extrêmement deux ou trois minutes avant la mort et restent dans cet état au moment où l'animal expire; après la mort, elles restent tantôt dilatées, tantôt on remarque dans l'une d'elles ou dans toutes les deux les alternatives de dilatation et de resserrement, et ces variations ne s'arrêtent parfois que douze heures après la mort. Lorsque au lieu de donner l'aconitine à l'intérieur, on en injecte une solution dans les veines, la dilatation de la pupille survient presque immédiatement sans être précédée d'un resserrement; ce qui paraît tenir à ce que le poison agit alors avec une plus grande rapidité. Le resserrement est également très-passager, et est remplacé rapidement par la dilatation, lorsque l'aconitine est donnée à l'intérieur en quantité suffisante pour tuer rapidement.

«Chez l'homme, la dilatation de la pupille ne survient d'ailleurs pas seulement comme phénomène ultime et avant-coureur de la mort. M. Duckworth cite à ce propos le fait d'une jeune dame qui avait avalé une dose considérable de teinture d'aconit, peu de temps après l'apparition des premiers symptômes d'intoxication, les pupilles étaient tellement dilatées que les iris semblaient avoir totalement disparu. Chez cette jeune personne les fourmillements, dont les extrémités étaient le siége, persistèrent pendant quinze jours, et, pendant plusieurs jours, elle resta sujette à un engourdissement subit et passager des pieds qui était assez intense pour rendre la marche impossible; un autre phénomène qu'on remarque chez l'homme dans l'empoisonnement par l'aconitine, c'est l'abolition complète de la parole, il semble au malade que la langue soit collée à la cavité bucale et il lui est impossible d'articuler le moindre son. »

N. B. L'abolition de la parole à été signalée aussi par M. Pereira dans un cas d'empoisonnement; il ne semble pas toutefois que ce soit un fait général.

Si nous venons à comparer les observations qui précèdent, nous verrons qu'elles présentent soit entre elles, soit avec les nôtres, quelques différences qui doivent être attribuées sans doute à la différence de composition des aconitines employées. Il résulte néanmoins de l'ensemble de ces observations comme de nos propres expériences avec lesquelles elles présentent une grande analogie, que l'aconitine exerce son action générale sur les centres nerveux, dont elle tend à diminuer l'activité, en déterminant, sur l'homme comme sur les animaux, l'affaiblissement des mouvements, de la respiration, de la circulation et de la sensibilité. Son action sur l'homme diffère de celle des substances narcotiques, telles que la morphine, en ce qu'elle ne produit pas la diminution des facultés intellectuelles, un sommeil plus ou moins profond, l'état comateux. Son action spéciale sur les muqueuses, qu'elle irrite violemment, l'a fait ranger parmi les narcotico-âcres. Elle diffère de quelques-uns d'entre eux, en ce qu'elle ne semble pas produire les phénomènes d'excitation qui les distinguent, tels que délire, hallucinations, ivresse; ses effets dominants sont : l'irritation des muqueuses, la salivation, les nausées, l'affaiblissement musculaire, les fourmillements, les sueurs, la céphalalgie, la gêne de la respiration, la dépression du pouls, précédée presque constamment d'une augmentation des battements du cœur, la diminution de la sensibilité.

Les vomissements ont toujours paru dès que la dose de poison a été suffisamment élevée. M. Duckwork pense qu'il est permis de les rapporter à un trouble dans les fonctions du nerf vague, parce qu'à l'autopsie on ne trouve aucune lésion de l'estomac. Nous avons cru, au contraire, devoir les attribuer, dans la généralité des cas, à l'irritation causée par le poison sur la muqueuse gastrique, et la preuve que nous pouvons en donner, c'est que dans les nombreuses autopsies que nous avons faites, nous avons toujours constaté, contrairement à M. Duckworth, une rougeur extrême de l'estomac, fait qui a du reste été observé par tous les auteurs.

Toutefois les vomissements peuvent, dans certaines circonstances, être expliqués par une action directe sur le bulbe et non sur la muqueuse gastrique. Le poison introduit dans une blessure chez un chien, détermine des vomissements, ainsi que l'a observé Pereira. Évidemment, nous reconnaîtrons là un effet de l'action de la substance toxique sur le bulbe analogue à celle que l'on obtient par l'injection de l'émétique dans les veines.

Les fourmillements sont un des symptômes les plus remarquables et les plus constants. Leur début par la face et les avant-bras, leur coïncidence avec de la céphalalgie et des douleurs névralgiques observées sur le trajet des nerfs trijumeaux, sont des indices de l'action du poison sur l'encéphale, et plus particulièrement sur l'isthme; nous en trouvons d'autres encore dans la difficulté des mouvements, malgré la persistance de la volonté, dans les troubles marqués du cœur et de la respiration, et nous avons ainsi la confirmation des résultats observés sur les animaux. Quant aux phénomènes convulsifs, s'ils n'ont pas été observés sur l'homme, ils l'ont été fréquemment sur les animaux supérieurs et doivent être considérés non comme le résultat d'une excitation des centres par le poison, mais comme consécutifs à l'asphyxie; chez la grenouille, en effet, où la suspension de la respiration ne détermine pas la stase du sang veineux, les convulsions n'ont été notées qu'exceptionnellement.

DE L'ACTION PHYSIOLOGIQUE DE L'ACONIT.

L'aconitine représente-t-elle toutes les propriétés de l'aconit, ou bien ces deux substances diffèrent-elles par quelques points dans leur action ? Pour résoudre la question, recherchons d'abord quelles sont les propriétés attribuées par les auteurs à l'aconit.

Pereira (*Archives de médecine*, 1832) : « Les expériences suivantes ont été faites avec un aconit ferox, conservé depuis dix ans. Une partie fut pulvérisée, une autre transformée en extrait alcoolique, une troisième en extrait aqueux.

« 1re expérience. — Je goûtai la liqueur spiritueuse pendant l'évaporation et je ne remarquai d'abord rien de particulier ; un quart d'heure après, je ressentis à l'extrémité de la langue et sur les lèvres un picotement tout particulier et un sentiment de torpeur ; bientôt le voile du palais devint douloureux et j'éprouvai une sensation comme si le voile du palais et la luette étaient en contact avec la base de la langue. La douleur était si forte que je fus inquiet ; après un quart d'heure, elle se dissipa ; la torpeur dura seize heures.

« 2° 3 grains de poudre sont donnés à un lapin : après une minute, respiration difficile, l'animal est souffrant ; quelques gouttes de liquide mélangées à une petite portion de poudre s'échappent de la gueule. Trois minutes après, salivation très-abondante et difficulté très-grande de respirer. Au bout de douze minutes, affaiblissement et presque paralysie du train de derrière. Quinze minutes après, impossibilité de se tenir sur les pattes ; une minute plus tard, convulsions des membres postérieurs, évacuation d'un peu d'urine ; extension des pattes de derrière ; l'animal paraît mort. Vingt minutes après l'ingestion du médicament, les matières contenues dans les intestins sont évacuées ; les muscles volontaires se contractent. Une demi-heure après la mort, sous l'influence de la pile, le mouvement musculaire des intestins augmente sensiblement. Le cœur ne se contracte que faiblement ; en examinant le cadavre de l'animal, on trouve les cavités du cœur vides, les droites remplies de sang, le poumon d'un rouge vif; les artères pulmonaires gorgées de sang et l'estomac rempli d'aliments non digérés : une petite portion de la poudre avait pénétré dans la trachée-artère.

«3° 1 grain d'extrait alcoolique d'aconit ferox fut introduit dans le péritoine d'un jeune lapin : après deux minutes, affaiblissement du train de derrière ; après trois, gêne de la respiration accompagnée d'une sorte de mouvement convulsif ; après trois minutes et demie, renversement de la tête en arrière ; après cinq minutes, convulsions légères ; l'animal tombe sur le côté ; six minutes, convulsions plus violentes, efforts infructueux pour se relever, difficulté extrême de la respiration ; de huit minutes, insensibilité complète des extrémités postérieures, même après une forte piqûre ; de neuf minutes, convulsions générales ; enfin après neuf minutes et demie, mort. A ce moment les pupilles sont très-dilatées ; mais trois minutes après elles se contractent. Six minutes après la mort les muscles volontaires se contractent sous l'action de la pile, mais cette contractilité cesse bientôt; les oreillettes offrent des contractions manifestes, même après que les fils conducteurs sont éloignés ; les ventricules paraissent presque insensibles à l'action galvanique ; le côté droit du cœur est gorgé de sang noir, le gauche est vide ; les poumous sont d'un rouge vif et les artères pulmonaires gorgées de sang.

« 4° Après avoir fait sur un lapin une incision à la peau, du côté gauche de la poitrine, on introduisit dans le tissu cellulaire sous-cutané un grain d'extrait alcoolique ; immédiatement après l'expérience l'animal continua de manger, mais il cessa au bout de six minutes; après la septième minute, évacuation de matières fécales ; au bout de huit minutes, grincement de dents, renversement de la tête en arrière, salivation ; après neuf minutes, incertitude des mouvements ; de neuf minutes et demie, impossibilité de se tenir sur les pattes ; convulsions après dix minutes, insensibilité des membres postérieurs; onze minutes, convulsions violentes surtout dans les pattes de devant, cris faibles et répétés ; après treize minutes, chute sur le côté ; après quatorze minutes, mouvements violents dans les muscles abdominaux ; de quatorze minutes et demie, convulsions du train de derrière, écoulement d'urine, dilatation extrême des pupilles; enfin, un quart d'heure après le commencement de l'expérience, l'animal succombe, et bientôt les pupilles commencent à se contracter. Effets du galvanisme et nécropsie comme ci-dessus.

«5° 2 grains d'extrait aqueux furent introduits dans la cavité du péritoine d'un lapin adulte. Une partie de cette substance, dissoute dans la sérosité qui s'écoulait par la plaie, se trouva ainsi en contact avec les lèvres saignantes de l'incision; au bout de deux minutes, l'animal paraît mal à l'aise et lèche la blessure; après cinq minutes, allongement spasmodique des pattes de derrière, respiration précipitée; au bout de neuf minutes, évacuation d'urine; au bout d'un quart d'heure, station difficile, l'animal chancelle sur les pattes; après dix-sept minutes, mouvement instantané qui porte la tête de côté; après vingt minutes, affaiblissement considérable, respiration fréquente et convulsive, impossibilité de se tenir sur les pattes: l'animal reste étendu tout de son long, respiration irrégulière; après vingt-cinq minutes, fortes convulsions, cris faibles, pupilles très-dilatées, yeux enfoncés dans les orbites; enfin, après vingt-cinq minutes, mort.

«6° On fit avaler à un jeune lapin, à jeun depuis vingt-quatre heures, 1 grain d'extrait alcoolique placé sur un petit morceau de feuille de chou; après quelques minutes, l'animal ne cherche plus à manger les feuilles de chou qu'on lui présente. Le seul effet appréciable du poison fut un mouvement des mâchoires qui dura plus d'une heure ; l'animal semblait ruminer.

« 7° On introduisit 2 grains et demi d'extrait, étendus dans 2 à 3 gouttes d'alcool, dans un petit tube en cuivre, muni d'un robinet, dont on plaça une des extrémités dans la veine jugulaire d'un chien vigoureux et de grande taille. On adapta à l'autre extrémité de ce tube une petite seringue contenant de l'eau tiède, et on fit ainsi passer dans la veine le poison mêlé à de l'eau. On prit les plus grandes précautions pour éviter l'introduction de l'air dans les vaisseaux ; la totalité du liquide injecté n'excédait pas 2 gros ; aussitôt après l'expérience, l'animal fit les plus grands efforts ; après une minute, il survint des convulsions très-fortes, la respiration devint pénible, et il y eut des évacuations abondantes d'urine et de matières fécales, la mort arriva après trois minutes. La veine jugulaire contenait un liquide blanchâtre, mêlé de sang et d'un caillot assez volumineux ; les cavités droites du cœur étaient gorgées de sang, les gauches vides, les veines caves inférieures et supérieures, ainsi que les artères pulmonaires, étaient remplies de sang en partie coagulé, les poumons d'un rouge vif ; une expérience comparative faite sur un chien de même taille, avec alcool et eau seuls, ne laisse aucun doute que le poison était cause de la mort.

« 8° Mêmes résultats.

« 9° 3 grains d'extrait alcoolique donnés à l'intérieur à un jeune lapin, dans du chou, ne furent suivis d'aucun autre résultat que comme l'expérience n° 6 ; au bout de quatre heures, on fit vomir l'animal, et on trouva l'estomac distendu par des aliments sans aucune lésion appréciable.

« 10° 6 grains d'extrait alcoolique donnés à un chien adulte à jeun depuis vingt-quatre heures n'ont été suivis d'aucun symptôme, si ce n'est un tremblement très-fort qui allait jusqu'aux convulsions et qui n'eut lieu qu'une fois.

« *Conclusions.* — La racine d'aconit est un poison des plus violents ; les extraits alcooliques et aqueux sont vénéneux, le premier à un degré plus élevé que le second.

Ce poison exerce une action locale sur les nerfs de la partie sur laquelle il est appliqué.

Son action éloignée s'exerce sur le système nerveux.

L'intensité de cette action est proportionnelle à la facilité absorbante de la partie sur laquelle la substance est appliquée.

La cause immédiate de la mort est l'asphyxie.

Ce poison diminue l'irritabilité du cœur.

Les symptômes qu'il produit sont la difficulté de la respiration, des convulsions et la paralysie des extrémités; enfin il y a une très-grande analogie entre les effets de cette espèce d'aconit et l'aconit napel de nos contrées. Seulement, les effets du premier sont beaucoup plus puissants que ceux du dernier; d'après M. Wallich, on emploie fréquemment dans l'Inde avec succès la racine d'aconit ferox dans les affections rhumatismales.»

Pereira (*Matière médicale*, 1853) : «Une petite quantité d'un extrait alcoolique d'aconit introduite dans une blessure (péritoine) d'un chien, cause généralement des vomissements, quelquefois d'un caractère stercoral, diminue la force de la circulation, affaiblit le système musculaire de manière à forcer l'animal à chanceler en marchant, et détruit la sensibilité commune du sentiment, sans causer la stupeur. Un chien, sous l'influence d'une dose pas trop forte, suivra son maître autour de la table, le reconnaîtra, en remuant la queue, et sera cependant insensible au pincement et aux piqûres. Les convulsions ne viennent que peu avant la mort et elles sont alors, en général, faibles et plutôt appelées un mouvement spasmodique.

«Si on donne une dose plus forte, la perte de sensibilité n'est pas si marquée, car la mort succède si rapidement à la perte de sensibilité, qu'on n'a pas le temps de l'observer.»

Il est facile de voir que les expériences de M. Pereira sont en tous points conformes aux nôtres, quant aux résultats obtenus et aux conclusions qu'il en tire. Seulement, en disant que le poison agit sur le système nerveux, il n'a pas assez localisé l'effet de ce poison.

«M. Eardes (*Bulletin de thérapeutique*, 1850) conclut d'expériences faites sur les animaux, que l'aconit n'a pas les propriétés des médicaments dits narcotiques, énomination qu'il critique et propose de remplacer par celle de médicaments cérébro-spinaux; l'aconit n'aurait pas pour effet primitif et spécifique, comme les narcotiques, de troubler les fonctions des nerfs cérebro-spinaux, d'amener le sommeil, l'insensibilité, le délire, le coma, la stupeur, la paralysie, les convulsions; d'après lui, l'aconit, porté à doses toxiques, paralyserait les nerfs du sentiment, sans amener ni stupeur, ni convulsions; les effets seraient l'affaiblissement, l'incertitude de la station, l'insensibilité de la surface croissant graduellement, faiblesse des muscles volontaires augmentant lentement, ralentissement prononcé du pouls, diminution de la vue, et, dans quelques cas, quelques mouvements convulsifs, qui paraissent être le résultat de la cessation de la circulation cérébrale. »

Il nous est difficile d'admettre avec M. Eardes que les convulsions observées aient pour cause l'anémie cérébrale. Nous avons examiné souvent l'état des centres, et chaque fois nous avons vu, surtout chez les animaux qui avaient des convulsions, les centres congestionnés. Nous ferons remarquer que M. Eardes ne signale aucun trouble de la respiration; cette abstention indiquerait-elle qu'il ne les a pas observés, alors que son attention avait été portée sur ce point? En cela il serait en désaccord avec tous les physiologistes qui ont expérimenté sur l'aconit et ses préparations. La preuve que c'est bien l'asphyxie qui est la cause des mouvements convulsifs, c'est que ces mouvements apparaissent surtout au moment où la respiration est le plus gênée.

Turnbull, 1835 : « L'aconit, sous quelque forme qu'on l'administre à petites doses, agit comme diurétique et diaphorétique et accélère le pouls avec production de chaleur. Si l'on pousse plus loin, il commence à affecter le système nerveux et occasionne des maux de tête, nausées, faiblesse des articulations et des muscles, confusion legère de l'intelligence et sensation remarquable de fourmillements sur diverses parties du corps, particulièrement à la tête, à la face et aux extrémités. Si l'on augmente encore la dose, on remarque de l'aberration d'esprit, diminution de la vision, mouvements convulsifs ; enfin, dans des cas d'empoisonnement, les symptômes ont été suivis de lipothymie, vomissements, stupeur et mort. »

Schroff (*Union médicale*, 1854) : « Les phénomènes produits par 0,10 centigr. d'extrait d'aconit sont : douleurs de tête et de la face, dilatation de la pupille, ralentissement du pouls et de la respiration, abattement, étourdissements, fourmillements dans toute la peau, oppression, nausées, vomissements, perte de sommeil, diminution de la sueur et augmentation de l'urine, constriction à la gorge, quelquefois démangeaisons de la peau, desquamation. »

Schroff (*Gazette médicale*, 1855) : « L'aconit et l'aconitine dilatent la pupille ; ces deux substances ont une action spécifique sur le nerf trijumeau en provoquant des sensations particulières, le plus souvent douloureuses, sur le trajet des ramifications de ce nerf ; elles augmentent la sécrétion urinaire, elles exercent une action déprimante sur le cœur et sur l'activité vasculaire, soit immédiatement, soit après une accélération passsagère des mouvements du cœur. Cette action est permanente et diffère en cela de celle de l'atropine et de la daturine qui augmentent la fréquence du pouls, après avoir exercé peu de temps une action déprimante sur ses vaisseaux.»

M. Imbert-Gourbeyre (*Gazette médicale*, 1855) a surtout étudié l'action élective de l'aconit sur la tête et les nerfs de la face. Après avoir cité un grand nombre d'auteurs, qui tous ont remarqué cette action, il conclut, d'expériences qui lui sont propres, que l'action élective de l'aconit sur la tête et la face, sous forme de douleurs locatives çà et là, est une des actions les plus fréquentes de ce médicament; c'est la douleur sus-orbitaire qui est la plus fréquente.

M. Hirtz (*Union pharmaceutique*, 1861): « L'extrait alcoolique de racine d'aconit, à la dose de 2 à 3 centigrammes, a déterminé la dilatation de la pupille avec points noirs, perçus par le malade, le ralentissement du pouls, quelques vertiges et presque constamment le picotement particulier de la peau du visage; dès le deuxième jour, la diurèse devint plus abondante, avec une urine très-pâle; à la dose de 0,05 centigr. il a observé vertiges, demi-cécité avec dilatation de la pupille, pâleur extrême, lipothymie avec pouls tremblotant; au bout de trois heures, ces symptômes sérieux se dissipèrent, mais, le lendemain, le pouls ne donnait encore que 55 pulsations, et le malade éprouvait sur tout le corps une vive démangeaison sensible surtout à la figure, autour du nez, avec contractions spasmodiques de la peau, que le malade cherchait à vaincre en se frottant continuellement cette partie avec les doigts. Cette singulière sensation sur la peau et surtout à la figure n'a manqué sur aucun des individus qui ont pris une certaine dose de l'extrait de racine, c'est comme un picotement électrique, surtout vers les ailes du nez, que le malade se pinçait continuellement.

« M. Hirtz n a jamais observé ni sécheresse à la gorge, ni délire, ni hallucination, même à fortes doses. »

Pereira (*Matière médicale*, 1857) : « Les effets locaux de l'aconit sur l'homme sont particuliers et des plus remarquables ; si une feuille ou une petite portion de racine est mâchée, ou si quelques gouttes d'une teinture alcoolique de la racine sont appliquées sur les lèvres, il se produit en peu de minutes un engourdissement et une sensation remarquable de picotement ; ces effets durent plusieurs heures ; si la quantité est plus grande, le palais et la gorge sont affectés ; la sensation apparaît comme si le voile et la luette étaient allongés et reposaient sur le dos de la langue. Pour remédier à cette sensation, on cherche à avaler. Lorsque des petites quantités de teinture alcoolique de la racine sont prises et répétées, elles causent de la chaleur et de l'engourdissement des extrémités, et de temps en temps, une petite diurèse. L'extrait d'aconit des pharmaciens ne doit inspirer que peu de confiance, comme je l'ai éprouvé.

«Stork dit qu'il agit comme diaphorétique et diurétique. Ses effets ne sont pas constants, et quand ils se produisent, ils ne doivent pas être attribués clairement à l'aconit. A doses toxiques, les effets de l'aconit sont remarquables ; l'observation suivante a été prise avec le plus grand soin.

«M. Prescott, âgé de 57 ans, planta, en 1836, dans son jardin, quelques pieds de radis : l'année suivante il observa quelques plantes qu'il supposa être des radis noirs, il en arracha trois pieds, dont les racines, que j'ai vues, étaient petites et pointues et de la grosseur d'une petite noix ; elles furent lavées, grattées et mangées à dîner (à deux heures), avec du vinaigre et du roast-beef, par Prescott, sa femme et un enfant de 5 ans ; on remarqua à table que les racines étaient très-douces et n'avaient pas le montant des radis noirs. Une racine fut laissée ; une racine et demie avait été mangée par Prescott. Trois quarts d'heure après dîner, Prescott se plaignit d'un sentiment de brûlure et d'engourdissement dans les lèvres, la bouche, la gorge, qui s'étendit bientôt à l'estomac et s'accompagna de vomissements ; les matières vomies furent d'abord son dîner, puis un mucus spumeux ; jamais il ne rendit de sang ; les vomissements étaient violents et constants pendant une heure, et se continuèrent plus ou moins fréquemment jusqu'à une demi-heure avant la mort ; un émétique fut avalé à quatre heures et quart, les extrémités étaient froides, mais la poitrine chaude ; la tête était baignée par une sueur froide, les yeux étaient brillants ; il se plaignait d'une douleur violente de la tête et tremblait excessivement, peut-être par terreur ; les lèvres étaient bleues, ses facultés mentales n'étaient nullement dérangées ; il n'y avait ni délire, ni assoupissement, mais une conscience parfaite de tout ce qui se passait, et cela jusqu'à deux minutes avant la mort ; il n'avait ni crampes, ni spasmes ou convulsions, et portait fréquemment la main à la gorge ; quoique faible, il n'avait pas perdu son empire sur les muscles volontaires, jusqu'à quelques minutes de la mort ; il pouvait, avec l'assistance de son voisin, marcher au cabinet, sa respiration paraissait normale ; à son retour du cabinet, il fut mis au lit et expira, dans une syncope, quatre heures après son dîner.

« Mme Prescott éprouva la même sensation de brûlure et d'engourdissement des lèvres, de la bouche, de la gorge et de l'estomac ; elle eut aussi des vomissements violents ; elle éprouva une sensation curieuse de pesanteur dans les mains, les bras, les jambes, et elle perdit le pouvoir d'articuler, au point de ne pouvoir donner l'adresse de son fils ; elle éprouva une grande faiblesse musculaire et fut dans l'impossibilité de se tenir debout (son mari, au contraire, pouvait marcher et se tenir debout) ; elle sentit de la roideur dans les reins et de la difficulté à les remuer ; elle n'éprouva ni crampes, ni spasmes, ni convulsions, seulement de la roideur dans les muscles ; la vue était obscurcie, l'ouïe sans changement, la sensibilité du corps était affaiblie, la face et la gorge étaient presque insensibles au toucher. Elle avait des vertiges, mais ni délire, ni assoupissement; elle avait toute sa connaissance, son corps et ses extrémités étaient froides. De même que son mari, elle portait continuellement les mains à la gorge; elle se rétablit six heures après son dîner.

«En comparant l'action de l'aconit avec celle des autres cérébraux-spinants, nous remarquons que les effets locaux les plus caractéristiques sont l'engourdissement et le fourmillement; appliqué sur l'œil, il contracte la pupille; la poudre et la teinture, prises à l'intérieur, donnent pour symptômes les plus marquants : l'engourdissement et la démangeaison de la bouche et de la gorge, et des extrémités, vomissements, pupille contractée et diminution de la circulation; le cœur paraît affaibli ou paralysé, et il se produit un état voisin de l'asphyxie; les convulsions et les spasmes ne sont pas constants, et quand ils ont lieu, ils sont probablement un effet secondaire d'une asphyxie au début.»

En analysant l'observation de M. Prescott, il semblerait qu'il y ait une différence très-grande entre nos observations et celle-ci. M. Prescott expira dans une syncope, et sa respiration paraissait normale. Nous avons conclu de nos expériences que la mort devait être attribuée surtout à deux causes: la cessation des mouvements respiratoires, et la cessation des mouvements du cœur; on comprend à la rigueur que dans certaines circonstances exceptionnelles la syncope puisse être la seule cause de la mort, mais l'asphyxie est tellement la règle que nous sommes disposés à douter, quand on signale son absence; l'auteur le reconnaît lui-même, quand il dit plus loin: «Le cœur paraît affaibli ou paralysé, et il se produit un état voisin de l'asphyxie ; » et il reconnaît, en outre, que les convulsions et les spasmes, quand ils ont lieu, sont probablement un effet secondaire d'une asphyxie au début.

Dr Devay (*Journal de chimie médicale*, 1844); empoisonnement par l'alcoolature d'aconit: «Un garçon de pharmacie, âgé de 35 ans, avala par mégarde 40 gr. d'alcoolature, à huit heures, dans sa soupe; immédiatement sensation de chaleur et de constriction à la gorge; il s'aperçoit de son erreur et prend aussitôt 0,05 centigr. d'émétique délayés dans beaucoup d'eau ; pas de vomissements, sensation brûlante le long de l'œsophage ; à dix heures, nausées sans coliques, vacillation des membres qui se meuvent sans cesse (émétique, 0,15; eau, 125 gr.; ipécacuanha, 1 gr.). Le malade avale le breuvage avec rapidité; au bout de huit minutes, vomissements répétés; à onze heures du soir, mouvements convulsifs, les membres sont fortement fléchis et il est impossible de les étendre. Sueurs visqueuses et froides; le globe de l'œil est porté en haut, les artères ne battent plus; cet état de spasme dure trois minutes environ, puis détente générale, perte de la vue, vomissements abondants; à midi trente minutes, même état (on donne émétique, 0,15; sulfate de soude, 12 gr.; eau, 150 gr.); vomissements abondants sans soulagement ; lavement avec 16 gr. sulfate de soude, eau vinaigrée en boisson ; à une heure, la vue est recouvrée, mais les crises sont effrayantes ; la température de la peau baisse à chaque instant, frissons, puis froid glacial, facies hippocratique, tête rejetée en arrière, respiration stertoreuse, insensibilité des poignets, intelligence complète. (Sinapismes, eau iodée à l'intérieur.) Jusqu'à trois heures affaiblissement effrayant ; le pouls se relève alors ; vomissements, sensation de mieux-être et de chaleur. (Stimulants diffusibles et révulsifs.) A quatre heures, sueurs abondantes, guérison assurée (lavements purgatifs) ; matières noirâtres, urines foncées, guérison. Le malade conserve plusieurs jours un air étonné. *Réflexions.* — 1re période, anxiété et agitation extraordinaires ; 2e période, refroidissement général ; 3e période, réaction.

« Dans un autre cas cité par M. Devay, une personne ayant mangé de l'aconit, mélangé à de la salade, a éprouvé : chaleur brûlante à la langue et aux gencives, irritations dans les joues, yeux fixes, extrémités froides, sueurs glacées, pouls à peine sensible, respiration presque nulle. »

Dans cette observation nous trouvons, comme particularité insolite, la position fléchie des membres avec une telle force qu'on ne peut les étendre ; mais le malade avait pris de l'émétique, et cette roideur spasmodique des membres pouvait bien être l'effet de l'ingestion de cette substance.

COMPARAISON ENTRE LES PROPRIÉTÉS PHYSIOLOGIQUES DE L'ACONIT ET DE L'ACONITINE.

Si nous comparons d'abord leur action sur les animaux, nous verrons qu'il y a similitude complète dans les symptômes, comme dans la marche ; on remarque, en effet, dans l'un et l'autre cas, les mêmes troubles :

1° De la respiration, caractérisés chez les grenouilles par l'affaissement du poumon, chez les lapins, les cochons d'Inde, le chien, par la dilatation des narines, la respiration d'abord embarrassée, fré quente, puis bientôt suspendue.

2° De la circulation, débutant d'abord par une accélération passagère des mouvements du cœur à laquelle succède rapidement la diminution des battements.

3° De la motilité, se manifestant chez la grenouille, comme chez les cochons d'Inde, les lapins et les chiens, d'abord par la paralysie du train postérieur, puis celle du train antérieur, et enfin de tout le corps. On observe également, soit avec l'aconit, soit avec l'aconitine, la perte de sensibilité, la dilatation des pupilles, des convulsions. Enfin dans les deux cas la mort survient par asphyxie, et l'on trouve à l'autopsie les mêmes désordres.

Chez l'homme les effets de l'aconit et de l'aconitine sont aussi les mêmes ; tous deux ont pour caractère principal d'agir sur les centres nerveux ; ils déterminent l'un et l'autre l'irritation des muqueuses, la salivation, les nausées, les vomissements, l'affaiblissement musculaire, la dépression du pouls après une accélération passagère, la gêne de la respiration, la pesanteur de tête, les douleurs localisées de la face, les sueurs, la diminution de la sensibilité, la dilatation de la pupille; enfin, avec l'aconit comme avec l'aconitine, l'intelligence reste nette, et on ne remarque ni somnolence, ni stupeur, ni délire, ni hallucination.

Le Dr Schroff, dans son mémoire déjà cité, tire des conclusions différentes de la comparaison de l'aconit et de l'aconitine. Selon lui, il n'y a pas identité complète d'action entre eux : «L'aconitine est narcotique, l'extrait narcotico-âcre : comme phénomènes communs, ils offrent les borborygmes et éructations, dilatation de la pupille, ralentissement du pouls et de la respiration, les douleurs de tête et de face, lourdeur de la tête, les pertes de connaissance, les étourdissements, la fatigue, la faiblesse, l'augmentation de la sécrétion urinaire; ceux qui appartiennent en propre aux extraits sont : les fourmillements avec les sensations subjectives, particulières, la salivation, la sécheresse et le refroidissement de la peau, qui reste chaude et humide avec l'aconitine, les nausées, le malaise, les vomissements, l'insomnie, le sommeil est calme avec l'aconitine.

«L'aconitine ne réprésente pas complétement toute 'activité de la plante, outre les expériences faites sur l'homme, celles faites sur les lapins montrent qu'il faut autant d'aconitine (0,80) que d'extrait alcoolique de racine d'aconit recueilli pendant la floraison pour amener la mort; et encore, arrive-t-elle plus tard, au bout de vingt-quatre heures et avec des phénomènes moins violents, tandis que les extraits d'aconit *neomontanum* et *napellus* ont amené la mort au bout de sept à vingt-quatre heures.

« Pour continuer la comparaison entre les effets de l'aconitine et ceux de l'extrait d'aconit, on peut dire que l'aconitine, à petites doses, amène le ralentissement du pouls et de la respiration, la dilatation de la pupille, une grande somnolence, ce que ne produit pas une même dose d'extrait. L'aconitine à forte dose ralentit la respiration, malgré l'accélération primitive du pouls; la respiration est profonde, thoracique, comme dans tous les cas de compression du cerveau, tandis que les extraits amènent une respiration abdominale, excessivement fréquente, avec calme du thorax; la dilatation de la pupille est plus rapide, plus prolongée et plus marquée; l'aconitine seule produit des mouvements convulsifs du corps entier qui se répètent au bout d'un quart d'heure et se terminent par une vibration fréquemment répétée des téguments, suivie bientôt d'une abondante excrétion d'urine; les deux derniers phénomènes seulement appartiennent aussi à l'extrait, les convulsions font toujours défaut; le sang est toujours fluide chez les animaux dans le cœur et les vaisseaux après l'empoisonnement par l'aconitine, tandis qu'après l'empoisonnement par les extraits, on trouve le sang avec une certaine disposition à la coagulation et que le cœur droit renferme un peu de sang en caillot mou ; la gastro-entérite est aussi moins marquée et l'exsudation moindre dans les empoisonnements par l'aconitine ; il s'ensuit qu'outre l'aconitine à laquelle il faut rapporter les phénomènes narcotiques, d'autres principes, surtout les principes âcres, doivent exister. »

Ces conclusions ne sauraient être acceptées, elles sont en contradiction complète avec les faits. Les fourmillements et la salivation n'appartiennent pas en propre à l'aconit ; ainsi que l'avance Schroff, nous les avons toujours observés, au contraire, parmi les symptômes les plus marquants de l'aconitine. Le malaise, les nausées, les vomissements, apparaissent toujours avec l'aconitine, lorsque les doses sont suffisantes. L'aconit ne produit pas de sécheresse de la peau mais plutôt des sueurs abondantes; les convulsions ne font pas toujours défaut avec l'aconit, elles sont au contraire signalées par tous les auteurs, chez l'homme et les animaux ; enfin l'inflammation violente que détermine l'aconitine sur les muqueuses suffit pour expliquer les phénomènes de gastro-entérite de l'aconit sans qu'il soit nécessaire d'invoquer l'action d'une matière âcre, tout à fait problématique. Quant à l'opinion émise par Schroff, que l'aconitine ne représente pas toute l'activité de la plante, elle repose sur un fait inexact, à savoir : qu'il faut autant d'aconitine (0,80) que d'extrait d'aconit, pour tuer un lapin (voir notre remarque page 55). Nous pensons au contraire que l'aconitine est le seul principe actif de l'aconit et nous sommes autorisé à le croire, non-seulement par l'identité d'action des deux corps, mais aussi par l'extrême activité de l'aconitine, comparativement à l'aconit.

ACTION THÉRAPEUTIQUE DE L'ACONITINE.

A l'extérieur, l'aconitine a été employée avec succès par le Dr Turnbull dans des cas de névralgies faciales, névralgies sciatiques, goutte, rhumatisme, otite. Sa formule est :

Aconitine..................	0,10 centigr.
Alcool....................	6 gouttes.
Axonge....................	4 grammes.

en frictions, trois ou quatre fois par jour. On peut augmenter successivement la dose jusqu'à 0 gr. 15 centigr., et 0 gr. 20 centigr.; éviter les applications sur une surface dénudée.

La formule suivante peut être également recommandée :

Glycérolé d'amidon.........	4 grammes.
Aconitine..................	0,10 centigr.
Acide acétique.............	2 gouttes.

Dans son ouvrage sur les renonculacées, 1835, Turnbull cite deux névralgies faciales durant depuis cinq ans et guéries en quelques jours, une névralgie sciatique durant depuis plusieurs années et guérie en huit jours, une névralgie du doigt médius, rebelle à tout traitement et guérie en moins d'un mois.

Le Dr Roots (*London medical surgery Journal*, 1834) a guéri une névralgie sciatique, durant depuis deux ans, par des applications répétées d'aconitine.

Le Dr Skey a guéri, d'une manière permanente, en une semaine, des névralgies faciales très-anciennes.

A l'intérieur, l'aconitine a été rarement administrée jusqu'ici par la raison sans doute que ses propriétés physiologiques étaient peu connues, et qu'il régnait une grande incertitude sur la valeur rélative des divers aconitines. Nous n'avons pu nous-mêmes nous livrer à des expériences qui exigent un vaste champ d'observation et une étude suivie; mais, si on se rappelle que l'aconitine jouit des mêmes propriétés physiologiques que l'aconit, on peut en conclure que l'aconitine réussira dans les affections où l'aconit a été employé avec succès.

Les principales affections contre lesquelles l'aconit a été employé sont :

Les diverses formes de névralgies (faciales, intercostales, sciatiques, etc.) (1); le rhumatisme arti-

---

(1) Turnbull, 1835; Pereira, *Matière médic.*, 1839. — Fleming, *Bulletin de thérapeut.*, 1846. — Eardes, *Dublin Journal of medical sciences*, 1845. — Gabalda, *Bull. de thérapeut.*, 1847. — Imbert-Gourbeyre, *Gazette médic.*, 1854. — Aran, *Gazette des hôp.*, 1854. — Skey, *Med. surg. Journal*, 1840.

culaire, la goutte inflammatoire (1); les angine, bronchite, pneumonie, toux, dyspnée, coqueluche(2); la fièvre puerpérale, l'infection purulente (3); l'aménorrhée dépendant d'un état spasmodique de l'utérus ou d'un engorgement chronique de cet organe (4); divers symptômes de la syphilis (douleurs syphilitiques, ulcérations, tubercules, engorgement des ganglions cervicaux (5); diverses affections cutanées, accompagnées d'hyperesthésie de la peau, telles que prurigo, lichen, zona, urticaire (6), dysentérie (7). Nous sommes loin d'admettre que l'aconit ait été employé avec un égal succès dans ces diverses maladies.

Les affections névralgiques et rhumatismales sont celles contre lesquelles l'aconit paraît avoir été dirigé avec le plus d'avantage; dans les névralgies notamment, l'aconit a réussi, d'après la plupart des auteurs, dans un grand nombre de cas où toute médication avait échoué.

---

(1) Lombard, *Gazette médic.*, 1834. — Pritterich, *Bulletin de thérapeut.*, 1851. — Tessier, de Lyon, *idem*, 1851. — Gabalda, *idem*, 1847. — Fleming, *idem*, 1846. — Stoerk, 1760.

(2) Tessier, *Bulletin de thérap.*, 1851. — Gabalda, *idem*, 1847. — Rilliet et Barthez, 1853. — Hirtz, 1861.

(3) Tessier, *Bulletin de thérapeut.*, 1846. — Decaisne, *idem*, 1852.

(4) West de Soultz.

(5) Stoerk, Biett, 1823.

(6) Cazenave, *Bulletin de thérapeut.*, 1851.

(7) Marbot, *Bulletin de thérapeut.*, 1849. — Debout, *idem*.

Dans les applications thérapeutiques de l'aconitine, on devra prendre en considération : son action physiologique sur la sensibilité qu'elle émousse, son action sur le cœur dont elle diminue les battements, son action sur la respiration dont elle diminue la fréquence, son action sur le système musculaire qu'elle déprime notablement; enfin on se rappellera que l'emploi de l'aconitine n'est suivi d'aucun trouble de l'intelligence.

Mode d'administration et doses :

PILULES D'ACONITINE.

Aconitine................	0,01	centigr.
Poudre de réglisse........	2	grammes.
Sirop....................	Q. s.	

Divisez en 50 pilules ; chaque pilule représente 1 cinquième de milligramme. 2 à 10 pilules par jour.

TEINTURE D'ACONITINE.

Aconitine...............	0,10	centigr.
Alcool à 22°.............	100	grammes.

Chaque gramme représente 1 milligramme. 10 à 40 gouttes par jour.

RÉSUMÉ.

La racine d'aconit étant la partie active de la plante devrait seule être employée dans les préparations d'aconit.

L'aconitine pure se présente sous deux formes : à

l'état d'hydrate, contenant 20 pour 100 d'eau, et à l'état anhydre. C'est sous forme d'hydrate qu'elle doit être employée.

L'aconitine n'a pas encore été cristallisée.

L'aconitine pure est extrêmement vénéneuse; elle détermine rapidement la mort chez une grenouille à la dose de 2 milligr., et chez les lapins et les chiens à la dose de 1 à 2 centigr.

Les aconitines du commerce sont d'une énergie variable et en général extrêmement impures.

Les propriétés irritantes de l'aconit, attribuées jusqu'ici à un principe âcre, appartiennent à l'aconitine.

Son action irritante s'exerce surtout sur les muqueuses.

L'absorption de l'aconitine par le tube intestinal est plus rapide que l'absorption du curare et de la strychnine par la même voie, ce qui explique la rapidité de la mort chez les animaux chez lesquels ces doses extrêmement petites d'aconitine ont été introduites dans l'estomac.

L'aconitine agit sur les centres nerveux et successivement sur le bulbe, la moelle et le cerveau.

Les symptômes se traduisent dans l'ordre de succession suivant : abolition de la respiration, de la sensibilité générale, de la sensibilité réflexe, des mouvements volontaires.

L'aconitine trouble les fonctions du cœur en agissant sur la substance même de cet organe.

Les effets du poison sur les nerfs périphériques succèdent aux effets du poison sur les organes centraux.

L'excitabilité des filaments nerveux moteurs ou sensibles disparaît dans les fibres périphériques avant de disparaître dans les troncs nerveux.

L'aconit et l'aconitine ont une même action physiologique.

Les effets de l'aconitine sur l'homme sont les suivants : irritation des muqueuses, salivation, nausées, affaiblissement musculaire, fourmillements, sueurs, pesanteur de tête, douleurs sur le trajet des nerfs de la face, dilatation de la pupille, gêne de la respiration, dépression du pouls, affaiblissement de la sensibilité.

L'aconitine est un sédatif puissant; en applications externes, elle a été employée avec succès pour calmer les douleurs névralgiques et rhumatismales; à l'intérieur, elle peut être administrée depuis 1 demi-milligramme jusqu'à la dose maximum de 3 milligrammes.

A. PARENT, Imprimeur de la Faculté de Médecine, rue Monsieur-le-Prince, 31.

www.ingramcontent.com/pod-product-compliance
Ingram Content Group UK Ltd.
Pitfield, Milton Keynes, MK11 3LW, UK
UKHW020311220726
13923UKWH00003B/1089